後悔しない歯科矯正

増田美加／監修・日本矯正歯科協会

Masuda Mika ／ The Japan Institute of Orthodontists

小学館
101
新書

はじめに

私は、医療や健康にかかわる取材&執筆活動に二〇年以上、たずさわっています。仕事をする上で常に大切にしてきたことは、医療を受ける患者側の視点でものを見ていくことです。専門家に〝なりすぎない〟ことを信条としてきました。

そんな中、医療連載を一〇年以上続けさせてもらっているファッション雑誌『Ｄｏｍａｎｉ《ドマーニ》』の取材で、矯正の神様と呼ばれているある歯科医師と出会いました。日本一の歯科矯正医を紹介したいと、取材に取材を重ねたあげく辿り着いたのです。

その歯科矯正医が、この本を生むきっかけとなった与五沢文夫《よごさわふみお》医師です。与五沢医師は、日本矯正歯科協会（ＪＩＯ《ジオ》）という歯科矯正を専門としている歯科医師の団体（Ｐ１８２参照）の前会長でした。

取材の中で、「歯科矯正の看板をたくさん見るけれど、どのクリニックにかかったらいいのかわからない」という疑問を私は何度も、与五沢医師に投げかけました。

現在、日本の歯科医院の数はコンビニエンスストアより多いといわれています。歯科矯正は自費診療で費用が高い、というイメージがありますから、なおさら、精度の高い治療を受けたいという気持ちが私たち患者側にもあります。一方で、「矯正をしたけれど、うまくいかなかった。後悔している」という声を耳にします。

特に都会では、街にあふれるほどの歯科クリニックの看板を見かけます。より取り見取りではありますが、患者側が選ぶ視点をもてないのが現状です。

与五沢医師を取材し、さらに何人もの歯科矯正だけを専門にする歯科医師を取材する中で、わかってきたことがいくつもありました。〝後悔しない〟歯科矯正を行うには、きちんと見極めて歯科医師やクリニック、治療法を選ぶ必要があるということです。

私たち患者が歯科矯正を行う上で、知っておきたい歯科矯正の選び方、見極め方を一冊にまとめたいと企画したのが、この本です。医療分野の情報の正確さを期すため、前述のＪＩＯの矯正を専門とする歯科医師の方々に監修をお願いしました。歯科矯正の正しい知識を得るためにも、役立つ本になっていると思います。

後悔しない歯科矯正◉目次

第三章　〝後悔しない〟歯科矯正を見極める五つの条件

第四章　〝後悔した〟歯科矯正ではこんな歯と顔かたちに！

第一章

〝後悔させる〟歯科矯正が蔓延《まんえん》している！

矯正人口が年々増えているにもかかわらず どのクリニックで治療を受けたらいいのかわからない

日本の歯科矯正人口は、年々増え続けています。

正確な統計調査は実施されていませんが、矯正治療に使う消費材料などから推測すると、一二万～二〇万人ではないかといわれています。

一方、歯科矯正の先進国アメリカでは、約二〇〇万～二五〇万人もの人が矯正治療を受けています。アメリカの全人口は、約三億人ですから、これを人口比で考えると、日本でも今後、約八〇～八五万人が歯科矯正の対象者となり、歯科矯正を行う人は、現在の四倍以上になるとの予測もあります。


それにともなって、私たち患者にとって、「どこの歯科クリニックで治療を行ったらいいのか」というクリニック選び、医師選びのニーズが高まってきています。

これは歯科分野に限らず、医療全般にいえることでもあります。

私のところには、知人を通して毎日のように、「こんな不調があるのだけれど、どこの病院にかかったらいい？」という問い合わせがあります。無理もありません。

これだけ医療が細分化され、私たち患者には理解が難しい高度医療の世界に突入しているのです。さらに、年々医療の進化のスピードは速くなっています。まさに日進月歩です。患者にとっていいことである反面、どのクリニックにかかったらよいか、だけでなく、どの治療を選択したらよいかも、迷うことが多いのが現状だと思います。

歯科矯正の分野も同じです。新しいクリニックが次々に増え、目新しい治療の情報が私たちのまわりにはあふれています。どれをどんな基準で選んだらいいか、わからないというのが、正直なところです。

歯科医院はコンビニより多い

今、日本に歯科医師は、約一〇万人いるといわれています（日本歯科医師会の会員数は六万五二六九人〈二〇〇八年二月現在〉）。日本の歯科診療所数は約七万軒、コンビニエンスストアの店舗数が六万弱なので、まさに〝歯科医院はコンビニより多い〟わけです。この中で、矯正歯科と看板に書いてある歯科医院数は約二万四〇〇〇軒。約三軒に一軒は矯正治療を行っていることになります。けれども、歯科矯正の専門研修を受けた医師はそのうちの、せいぜい二〇〇〇～三〇〇〇人程度といわれています。

意外と知られていないことだと思いますが、日本では、歯科医師の免許をもっていれば、経験や専門研修の有無にかかわらず、歯科矯正の治療は〝誰でも〟行っていいことになっているのです。

前述したように、歯科医療も、他の医療と同じく、専門性を求められる医療です。歯科医師にも専門があります。例えば、小児歯科、歯科口腔《こうくう》外科、矯正歯科など。

歯科医療の専門分化が進んでいるアメリカでは、さらに歯周病を治療しメンテナンスをする歯周専門医、歯の神経の治療を行う歯内療法専門医、歯に冠をかぶせたり、ブリッジを入れたりする補綴《ほてつ》専門医、などに分かれています。

このように、歯科分野は専門分化が進んでいます。なかでも本来、歯科矯正は、かなり専門性の高い技術を必要とする分野です。そのため、大学の歯学部で行う歯学教育だけでなく、さらに数年の専門の研修を行う必要があるといわれています。それなのに、日本の現状では、歯科医師であれば誰でも、歯科矯正の看板をかかげていいことになっているのです。このことについては、第二章でくわしくお話しします。

ちなみに、矯正大国アメリカでは、歯科矯正医になるための専門研修システムが確立されています。アメリカ歯科医師会が認定した研修機関で二〜三年間の研修を受けた歯科医師が矯正専門医（orthodontist）として社会で活躍しています。ヨーロッパでもスウェーデン、ドイツ、イギリス、フランスなどの主要国が参加した「Erasmus program」という専門研修制度が確立されています。

そういう意味でも、日本の歯科医療は先進国一、遅れているといわれているのです。

まだ、参考にできない専門医制度

医療にくわしい人なら、日本には専門医制度があるではないか、歯科矯正の〝専門医〟や〝認定医〟の資格をもった歯科医師を探せばいいのではないかと考える人もいるかと思います。

ところが、この歯科矯正の〝専門医〟や〝認定医〟制度は、まだ厚生労働省が認めるものではなく、日本全体の歯科矯正を包括するものになっていないのです。

日本には、歯科矯正医師の主な団体が三つあります。日本矯正歯科学会（会員数約六〇〇〇人）、日本成人矯正歯科学会（会員数約一〇〇〇人）、それに日本矯正歯科協会（JIO、会員数約一二〇〇人）です。現状では、専門医、認定医は、各団体で認定するシステムになっていて、統一基準が示されていません。現在、厚生労働省の指導で、制度を統一すべく懇談会がもたれている最中です。

会によっては、技術認定をしないまま書類審査だけで十数年間運営されていた過去があり、現状の歯科矯正認定医が玉石混交になってしまっているという状況もあります。

また、歯科矯正は、年単位の専門研修が必要な臨床分野であるにもかかわらず、ちまたでは短期間で矯正臨床を教えるコースが横行し、安易に矯正治療を手がける歯科医師が増えてきたという現状もあるのです。

これでは、約一〇万人もいる歯科医師のうち、どの歯科医師に歯科矯正の治療をしてもらったらよいのか、私たち患者がますます、わからなくなるのは当然です。

矯正治療に満足している人は二〇％に満たない

そんななか、歯科矯正治療を経験した人のうち、治療に満足していない人が非常に多いというアンケートがあるサイトで発表されました。

「ｉｃｏｕ！　アンケート結果発表、１０９３人に聞きました！」のネットアンケート調査によると、歯科矯正治療を経験した人の中で満足しているのは、約一九％だけという驚くべきデータが出ています。

内訳を見ると、「とても満足している」と答えた人が約五・一％、「満足している」と答えた人が約一四・二％しかいないのです。「どちらともいえない」が約六〇・八％で、残りの約一九・八％は「不満」か「とても不満」であると答えています。

この結果を裏づけるように、取材先や、私のところに寄せられてくる女性たちの声からも、矯正治療に対する不満があがっています。

歯科矯正をしたい人が増えているにもかかわらず、治療を経験した人に、不満の声があるのです。

誤解していただきたくないのは、矯正治療の多くが、私たち患者に不満を与えるような治療をしているわけではない、ということです。私が取材した歯科矯正を専門とする歯科医師たちの患者さんは、「満足している」「矯正をしてよかった」といっています。

ではなぜ、歯科矯正に不満を感じている人が多くいるのでしょう。

理由はいくつかあると思いますが、まずは、専門研修を十分に積んでいない歯科医師が、矯正治療を行っているという現実があるからではないでしょうか。

前述したように、日本では、統一された矯正の専門医制度がなく、どの歯科医師が矯正の専門的研修を受け、豊富な矯正の治療経験があるのかが、私たち患者側にとって調べにくい状況なのです。

スタンダードな治療こそが、じつは〝最先端〟

さらに、最近、歯科矯正にさまざまな新しい治療法が登場し、私たち患者にわかりにくなってきている、ということも一因ではないかと思います。

私は、最新医療を二〇年近く取材し続けてきました。けれども、近ごろ感じるのは、最新医療が必要な分野と、そうでない領域があるということです。すべてに関して一概に、最新のものだけがいいとはいえないのです。たしかに、新しい医療機器、新しい薬ができ、それによって治る病気があり、救われる人はたくさんいます。

その一方で、新しいものにはリスクがともなうことも、知っておく必要があると思います。そして、くり返しますが、最新だけがよいとはいえない領域もあります。人の手でていねいに行わなければならない医療もあるのです。

私は本書の取材を通じて、それが歯科矯正の世界だということを知りました。スタンダードな、以前からある治療法が歯科矯正には最適なのです。職人技のように、ひとりひとりに合わせて、手作業で行わなくてはできない部分が多い治療だからです。

歯科矯正の歴史は、新しいものをいろいろ取り入れた結果、逆に古くからのよさを知り、多くの臨床例と技術の積み重ねによって、より洗練されてきた医療なのだという気がしています。いわゆる温故知新。古くて新しい治療、それが歯科矯正です。

第二章でもくわしく紹介しますが、新しい治療にはそれなりに注意すべき点が多いのです。精度の高い歯科矯正の治療は、〝最新〟のものではありません。じつは〝スタンダードな治療こそが、最先端だった〟ということがあるのだということを、改めて知りました。

大人の歯科矯正が増えている

また、日本の歯科矯正人口は、現在一二万～二〇万人と書きましたが、最近の傾向として、大人の矯正が増えたという点が注目すべきところだと思っています。

少し前までは、日本の歯科矯正は一〇代が圧倒的に多く、自分の意思で歯科矯正を行っていた患者が少なかったのです。ところが近年、自分の意思で、自分のお金で、「歯科矯正をしよう」という意識をもった人が増えてきています。ここが、歯科矯正に不満を感じる人の多さにも通じているのではないかと思います。

歯科矯正の治療を行った人を年代別で見ると、都市部では二〇代が最も多く、次いで六〜一二歳で乳歯と永久歯が混ざった時期の矯正です。次が一三〜一九歳で永久歯にはえかわったあとの一〇代の矯正です。

二〇〇一年に発表された「東京歯科大学水道橋病院矯正歯科における過去一〇年間の新規来院患者の動向について」によると、二〇代が三四・二%、六〜一二歳が二八・一%、一三〜一九歳は二三・六%となっていて、「大阪大学歯学部附属病院矯正科」の調査での二〇代が最も受診者数が多い、という報告とも一致しています。

地方では、少し傾向が異なって、歯科矯正を行う年代は、一〇代がメインで、七〇〜八〇%を占めているといいます。残りは、その母親世代の三〇〜四〇代が歯科矯正を受けているという現状です。

じつは都市部でも、少し前までは地方と同様、一〇代がメインでした。年々、二〇代で歯科矯正を行う人が増えてきたため、割合が逆転したのです。

地方も含め、今後、大人の矯正がますます増えていくのは間違いのないところだろうと予想されています。

また、男女比率でいえば二対八、データによっては三対七と、どちらにしても圧倒的に女性が多い現状です。都市部では、二〇代女性の歯科矯正が最も多く行われていますが、最近の傾向として、三〇代、四〇代、さらに五〇代女性の矯正が増加しているのが特筆すべきところです。

"後悔しない"歯科矯正は自分で選ぶ

このように、大人の矯正が増え、子ども時代の矯正とは異なり、私たちが自分の意思と自分のお金で歯科矯正を行うようになって、歯科医師やクリニック選びに不安を感じ、ともすると、矯正経験者が矯正治療そのものに不満を覚えてしまっている現状がわかっていただけたのではないかと思います。

その背景には、専門研修を十分に積んでいない歯科医師であっても矯正治療を行えること、信頼できる矯正専門の歯科医師がどこにいるのかわからないこと、現在の認定医制度や専門医制度は必ずしも頼りになるものではないこと、新しい治療法が次々と出てきてどれが自分に最適なのかがわかりにくいこと、などがあります。

だからこそ私たち患者は、自分の目で歯科矯正を専門としている歯科医師かどうか、正しい治療法が行われているクリニックかどうかを見極める必要があると思います。

これからの医療は、自分で選ぶ時代です。そのためには、人任せ、医師任せでは、いい医療は受けられません。自分の責任で選ぶには、やはり知識が必要です。

ホームページが充実しているから安心かといえば、一概にそうともいいきれません。キレイで最新の機器が揃っているから精度の高い医療を行っているかといえば、それも〝？〟です。もちろん、費用が高いから、いい医療とはいえないのです。


そこで、次章以降、〝後悔しない〟歯科矯正を行うための選択のポイントを、今までの取材をもとにまとめました。

私はこれまで患者としての視点を忘れずに医療を見てきました。ここまで医療が複雑になってきた今、数多くの医療現場を医師とは違う目で見ることの重要性を実感しています。

これから紹介する要注意ポイントも、あくまで患者の視点でまとめています。〝後悔しない〟〝満足できる〟歯科矯正治療を受けるための参考にしてください。

参考文献

浅井保彦、花田晃治、与五沢文夫等　ＪＩＯ設立総会シンポジウム「21世紀における専門開業医のあり方を考える」日本矯正歯科協会学術雑誌 1:8-31.2004.18ページ

「東京歯科大学水道橋病院矯正歯科における過去10年間の新規来院患者の動向について　２００１年」
http://ir.tdc.ac.jp/irucaa/bitstream/10130/379/1/101_542.pdf

「過去12年間に大阪大学歯学部附属病院矯正科で治療を開始した成人患者の受診状況　１９９３年」
http://ci.nii.ac.jp/naid/110004013062/

「ｉｃｏｕ！　アンケート結果発表、１０９３人に聞きました！」２００７年
http://www.icou-dental.jp/mtproxy.php?l=research01

歯科情報誌「アポロニア21」 http://www.dentalnews.co.jp/ap_details/ap0802.html

メディカル・コミュニケーションズ　http://www.m-coms.co.jp/

「歯科へ行こう！」 http://www.icou-kyosei.com/

第二章

こんな歯科矯正治療には要注意！
気をつけたい八つのポイント

ポイント1
「絶対、歯を抜かない！」とうたっている矯正は要注意

まず、歯科矯正を行うクリニックを選ぶ上で、最もわかりやすく判断できるポイントをあげてみました。

初めから「絶対、歯を抜かない」とうたっている矯正治療は、要注意です。日本人の歯科矯正治療の場合、歯を抜かないで行えるケースは少ないのです。もちろん少ないけれど、抜歯なしで歯科矯正を行えるケースはあります。でも、そのようなケースはわずかです。

元来、日本人などのモンゴロイド系の人種は、歯が厚く、頭（頭蓋骨《ずがいこつ》）は奥行きがなくペタンとした〝短頭形《たんとう》〟。歯が収まる奥行きが少ないため、歯並びがデコボコになる確率が高い人種なのです。このように、歯並びは頭の形から決まっていきます。ちなみに、欧米人は長い頭で、奥行きのある〝長頭形《ちょうとう》〟です。

日本人の場合、歯科矯正を行おうとすると、七～八割は抜歯をしなければ矯正治療が行えないケースだといわれています。

抜歯をしないで歯科矯正が行えるケースや、抜歯ができないケースはせいぜい二～三割程度です。

キレイに並んでいればそれでいいの？

なぜ歯を抜く必要があるのでしょうか？

それは、歯が並ぶスペースがあるかどうかを考えてみると、簡単に答えが出ます。そもそも、歯が重なっていたり、前に出たりしているのは、あごの内側に歯が収まりきらないからなのです。

小さいあごの中に収まりきらない数の歯があるのですから、数を減らさなければ、キレイに並べることができないのは当然。〝キレイに並べる〟といいましたが、もちろん、無理に並べることならできます。

でもそのかわり、あとで紹介するような、歯は並んでいるけれど前に出てしまう〝カッパ矯正〟になってしまうのです。この〝カッパ矯正〟では、口が閉じられない、かみ合わせが悪いなどの問題が出てきてしまいます。

抜歯せずに正しい矯正ができるのは…

では、抜歯しなくても矯正治療ができるケースは、どのようなケースなのでしょう。まず、もともと歯の本数が少ない人や、歯がなくなってきている人などです。永久歯がはえ揃った歯は、上一四本、下一四本、合計二八本です（親知らずがある場合は、これに四本を加えた三二本）。これより数が少なければ、あごの中に歯が収まる可能性があります。

でも、矯正治療で、デコボコの歯をキレイに並べ、正しいかみ合わせにしようと思ったら、口の中にそのスペースが必要です。抜かなくても矯正治療ができるかどうかは、歯の大きさと口のスペースとのバランスの問題なのです。

例えば、デコボコの量が少なくて、口の奥にスペースがあれば、歯をうしろに送ることで対応することができます。または、一〇代の成長期で、今後あごが伸びる可能性がある時期ならば、抜かずに治せる可能性もあります。でも、前述したように、日本人の大半のケースでは抜歯が必要です。

欧米人と日本人の顔立ちは〝オトガイ〟が違う

それにくらべて、欧米人は抜かない矯正治療がしやすい頭の形と顔立ちをしています。その顔立ちのおかげ（？）で、欧米人は抜歯をせずに歯を並べ、口が多少前に出ても、違和感がないのです。

「私、欧米人並みっていわれることがある！」という自信のある方のために、欧米人はどんな頭の形と顔立ちなのかを紹介しましょう。

まず、前述したように、長くて奥行きのある長頭形の頭であること。そのため、上あごと下あごの奥行きも必然的に長くなるため、歯の並ぶスペースに余裕が生まれます。そして、鼻が高いこと。鼻が高ければ、多少、歯が前に出ていても気にならないわけです。

さらに、下あごの先端の中央部分の〝オトガイ（「頤」という難しい字を書く）〟という耳慣れない部分が重要で、このオトガイが前に出ていることが大事。

鼻が高く、オトガイが出ていれば、多少、歯が前に出ていても口元が出ているようには見えません。

余談ですが、〝オトガイ〟は、人類にしかないそうです。猿にはありません。「人類と猿の違いは、オトガイの有無にある」ということを研究している学者もいるくらいです。


話はそれましたが、欧米人はこういった条件から、九〇%近くは抜かない歯科矯正ができます。〝絶対、抜かない〟とうたっているクリニックでは、欧米のそうしたやり方をそのまま、日本にもってきている可能性があるのです。

でも、考えてもみてください。欧米人とは、頭の形も、顔立ちも違う日本人に、同じような治療ができるわけがありません。

歯を抜かない矯正の歴史は古く、欧米では昔から行われてきた方法ですが、今のやり方になったのは、一九〇〇年ころから。当時、この抜かない矯正を開発したのが、矯正の世界では有名なアメリカのアングル博士という矯正専門の歯科医師です。

その後、一九六〇年代になると、アメリカのツイード博士が抜歯による現在の歯科矯正の方法の基礎をつくりました。このツイード博士の方法を日本人に合わせて改良に改良を重ねてできたものが、今の正しい歯科矯正の基本となっています。こうしてみると、じつは、抜歯による歯科矯正のほうが新しい方法なのです。

抜かなくていい理由を説明してもらうこと

現在、日本で行われている歯を抜かない（非抜歯）歯科矯正は、二種類あります。

ひとつは、マウスピースでひたすら前や横に広げる方法。これは、主に矯正を専門とする医師ではなく、一般の歯科医師が行っていることが多いやり方です。

もうひとつは、インプラントを使って、歯を奥に送っていく方法。これは、矯正を専門にする医師でも行っている可能性があります。けれども、この方法には、大事な第二大臼歯《きゅうし》（奥歯）のはえる場所が不足して、かめなくなる可能性があるという重大な欠点があります。

「歯を抜かない」という言葉は、患者にとって心地のよい言葉です。

もちろん、抜歯なしで矯正治療が行えるケースもありますが、それでも、「本当に抜かなくて大丈夫なのか」について十分な説明をしてもらい、納得をしてから治療を受ける必要があるのではないでしょうか。

医師が十分な説明をするには、きちんとした診断のための資料が必要です。第六章でくわしく紹介しますが、正しい矯正治療を始める前には、口腔内写真（正面、右、左の三方向）、口元や正中線を見るための顔写真（正面、横顔の二方向）、頭部のレントゲン写真、歯のレントゲン写真、歯の模型などが必要です。こういった資料もつくらずに、患者をみる前から「絶対、抜かない！」という看板をかかげているのは、どう考えてもおかしい話です。

日本人は、抜かなくては正しい歯科矯正治療ができない頭（頭蓋骨）の形と顔立ちをした人が、ほとんどなのですから。

ポイント2
「マウスピースだけで治る」という矯正は要注意

次の要注意ポイントは、マウスピースを使用した歯科矯正です。

ここでお断りしておきたいのは、マウスピースを使用した歯科矯正がすべて悪いといっているわけではありません。あくまで患者視点で治療を選択する上で、注意したいポイントだということです。

現在のように細分化された高度な医療の時代に入ってくると、私自身が患者として医療を受ける立場に立ってみたときに、どれが本当に正しい治療なのか、わからないことが多いのです。

医療の現場に近い仕事をしているので、多少の知識はあるつもりです。それでも、最近のように半年、いや二〜三か月ごとに、次々と新しい薬や治療法が出てくると、それぞれの専門分野についてすべてを知ることは不可能に近い状況です。仕事柄、歯科領域だけでなく、婦人科も、乳腺科も、泌尿器科も、脳神経外科も、精神科も、整形外科も、内科も…と、女性の医療のことは、ひととおり押さえておかなくてはならないと努力しているのですが…。

だんだん自分が知らないことへの言い訳になってきたので、このあたりにしておきますが、要するに何がいいたかったのかというと、一応、医療現場をたくさん見てきた私でも、新しい治療にはわからないことがあり、どの治療を選択するのか、迷うことが多いということです。

ですから、ひとりの患者としての視点で、治療を選択するときの見極めの視点をできるだけわかりやすく示して、そのポイントをまとめたいと考えたわけです。

治療器具が目立たず、自分で取りはずしができることが売り

そこで、マウスピースを使った歯科矯正治療です。

〝見えない〟〝目立たない〟矯正として、最近よく耳にするようになりました。一九六〇年代からマウスピースによる歯科矯正はありましたが、歯がなかなか動かない、素材がよくないなどの理由から、しばらくの間、この治療法は下火になっていました。

ところが一九九〇年代後半から二〇〇〇年代初めに、新しく透明なプラスチック素材のものが登場したことから、人気が出てきています。長所としては、矯正装置が透明なマウスピースのため、装着してもほとんどわからないところ。また、自分で取りはずしができることなどがあげられています。

治療としては、最初に型をとって、歯の動きを予測し、二〜三週間ごとに取りかえるオーダーメイドのマウスピースを数十個（三〇個とか四〇個とか）、メーカーに事前につくってもらいます。

そのマウスピースを患者が持ち帰り、歯科医師の指示どおりに取りかえていくというもの。要は、少しずつ形の違うマウスピースに取りかえるたびに、段階的に歯が動き、治療のゴールに近づくという仕組みです。

歯科医師のチェックは、二〜三か月に一度くらいでいいので、通院回数も少なくて済むとうたっているところもあります。

この治療は、いわゆる矯正治療で使うワイヤーやブラケットなどの矯正器具を使わないこと、治療器具が目立たないことや、自分で取りはずしができるところが、〝売り〟。取りはずしができるので快適に食事ができるし、ワイヤーがないので、歯磨きもしやすいのです。

マウスピースだけでは完治できない？

けっこうよさそうな治療ですが、どんな治療にももちろん欠点があります。それは、マウスピースだけで治療が終了（完治）するケースはあまりない！ということです。マウスピースだけで治せるケースは限られています。かみ合わせがあまり悪くないケース、歯のデコボコやガタガタが少ないケースなど、あくまで症状が軽いケースです。本当に矯正が必要な人には、この方法だけで治すのは難しいのです。

では、マウスピースだけで治せなくてどうするのかといえば、きちんと普通のワイヤーやブラケットを使った矯正治療も行うのです。

あれ、あれ？　この治療、矯正治療時にワイヤーなどの目立つ器具を使わないことが〝売り〟だったのでは…。

マウスピースを使って治療しているクリニックの説明書きには、次のような但し書きがきちんと書いてあります。
「症状により、マウスピース単独では治療できない場合があります。その場合はマウスピース治療の前後に、従来のワイヤーやブラケットを使った矯正装置が必要になります。ほかの矯正治療より、コストがかかるため、治療費が高くなります」というようなことが小さく書いてあります。嘘はついていません。
こうなると、ポイント1で書いた「マウスピースによる矯正治療は、矯正専門ではない一般の歯科医師が行っていることが多い」というところが、気になってきます。マウスピースだけの治療なら、矯正の専門医でなくてもできるかもしれませんが、それに従来の矯正治療を加えるとなると話は別です。マウスピースの治療を行うにしても、やはり矯正専門の歯科医師にみてもらったほうがよい、ということになります。

自分で取りはずしができることでかえって…

もうひとつ、マウスピースには、取りはずしが自由にできる〝よさ〟がありました。

が、自由にできるということは、つい取りはずしてしまうことが多いということにもつながります。

もちろん、真面目で誠実で、意志の強い、模範的な患者なら問題ありません。でも、矯正治療には多少の痛みはつきもの。食事のときにつけたり、はずしたりするたびに、多少痛みます。痛みには個人差があるので、大丈夫という人もいると思います。

私の友人は我慢ができないたちで、食事のときのつけはずしが痛いので、途中でやめてしまいました。当然ですが、はずしたままにしておくと、治療はすすみません。一〇〇万円近くも支払ったのに、もったいないです。

それからマウスピースは永久歯がはえ揃っていない子どもの矯正治療には使えません。

治療を受ける前に確認しておきたいこと

何だか、マウスピースを使った歯科矯正がいけないような印象を与えてしまったかもしれませんが、決してそうではありません。問題は、治療を受ける私たち患者が、その治療の長所と欠点を知って、治療をしているかどうかです。

どんな治療にも、一長一短は必ずあります。マウスピースの欠点を理解して、治療を受けるなら、なんの問題もありません。治療開始前のカウンセリングなどで最初から、「マウスピースだけでは完治しないので、ワイヤーなどを使った従来の治療もあわせて行います」と説明を受け、納得済みならいいのです。

私たちが治療を受ける前に確認しなくてはいけないことのひとつはこれです。治療計画とゴール（目標）を、治療前にきちんと聞いておくこと。もしかしたら、あなたはマウスピースだけで治療が完了する、本当に数少ないケースなのかもしれません。

矯正治療の場合でいえば、確認しておきたいのは、〝行おうとする治療方法のメリットとリスク〟〝治療終了までにかかる期間と治療費の総額〟です。

これらを治療開始前に、私たち患者がきちんと理解できるように説明できない歯科医師には、かかるべきではないと、私は思います。「歯科矯正治療は、やってみなければわからない」なんていうのは、言語道断です。

そして、私たち患者側も、納得がいくまで医師に質問する勇気と、納得がいかなければ、そのクリニックでの治療をやめる勇気をもつことも大事です。

ポイント3
「見えない矯正」は要注意

歯科矯正の治療を行うときに、「あの矯正装置（器具）がどうしても恥ずかしい」という人のために開発された方法があります。〝裏側矯正〟や〝舌側矯正〟といわれている見えない矯正治療です。

この方法を説明する前に、まず通常の矯正装置について簡単に紹介します（くわしくは第六章を参照してください）。

従来型といわれている矯正治療の基本形は、ワイヤーとブラケットを使う方法です。ブラケットはワイヤーを固定する部分のことで、歯の表面に接着材でつける装置。このブラケットの溝にワイヤーを通して、力を加え、歯を微妙に動かしていくのです。

かなり簡略化して説明しますが、要するに歯科矯正で歯を動かすのは、このワイヤーの調節なのです。ワイヤーをどちらの方向に曲げるか、引っ張るか、ひねるかによって、歯がどう動くかが決まってしまいます。歯の凹凸や一本一本の歯の向き、傾きなど、ひとりひとり異なるあらゆる条件を考慮してワイヤーは調節されるわけです。

ですから、歯科矯正というのは、本当に複雑、繊細で、高度な技術と経験、さらにセンスが問われる仕事です。まさに職人芸といってもよいと思います。

では、〝裏側矯正〟〝舌側矯正〟というのは、どんな治療法かというと、このワイヤーやブラケットを歯の裏側（舌側）に装着する方法です。いわゆる〝見えない矯正〟です。

この治療法のメリットは、まさに〝見えないこと〟です。他に、歯の裏側に矯正装置をつけることのメリットは、思いつきません。あとは、メリットとはいえないかもしれませんが、マウスピースによる目立たない矯正治療は子どもにはできませんでしたが、〝裏側矯正〟は通常の矯正と同様、子どもにも可能です。

歯の裏側に器具を装着するとかなり難しい治療に

短所は、いくつかありますので、あげてみます。

まず、治療の難易度が高いことです。前述したように、通常の歯の表側に矯正装置をつける歯科矯正でも、職人芸が必要なのです。裏側につけているワイヤーを自由自在に調整するのは、さらに難しいテクニックがいるのは当然です。歯の裏側ですので、微妙なコントロールが難しく、かなり熟達した矯正専門の医師であっても、治療の精度に影響が出やすいといっていいでしょう。

また、三〜四週間に一回、ワイヤーの調整をしますが、その一回の調整時間（〝チェアタイム〟）が長くかかってしまいます。一回の調整で、椅子に長く寝ていなくてはならないのは、私たち患者にとって、大変かもしれません。

それから、もっと患者にとって負担になるのは、舌が直接、矯正装置にあたるので、話しづらい、食べづらい、歯磨きしづらい、ということ。舌が痛いという人もいます。これが〝裏側矯正〟〝舌側矯正〟の最大の欠点かもしれません。人間にとって大切な話すこと、食べることが不自由なのはけっこうなストレスになります。

また、矯正中に歯磨きがうまくできず、虫歯や歯周病になってしまっては、これもまた本末転倒という気がします。

あとは、やはり歯科医師側の手間と労力、技術が必要な分、コストが高くなるということも短所でしょう。それと、表側の矯正にくらべると、器具が若干壊れやすいという面もあります。

これは蛇足ですが、私の知人の感想をひとつ。ワイヤーを調節する診療のとき、歯科医師は歯の裏側をのぞきこんで見ることになります。そのため診療中、医師の顔が自分の胸元近くに迫ってくるように感じるのが、どうしても気になったといっていました。

これは、短所とはいえないかもしれませんが…。

なぜ矯正器具が目立つとイヤなのか

このような短所があっても、〝見えない矯正〟をしたい、と希望するなら、もちろんそれでいいと思います。でも、これは、個人の考え方や感覚なのでなんともいえませんが、なぜ矯正器具が目立つとイヤなのでしょうか？

女優やモデルの仕事をしていたら、たしかに仕事に支障をきたすかもしれません。クリニックによっては、「芸能関係、モデルさんにおすすめです！」と書いてあるホームページもありました。

でも、人と会うことが多い営業や接客業なら、かえってプラスに働くのではと、私は思います。大人になって、安くない費用を支払い、歯科矯正をするということは、健康や美に対する意識の高い人だということのアピールにもなるからです。

欧米の価値観では、歯科矯正治療をしていることを隠すことは、まずないといいます。むしろ、知力、生活力が高いことの印《しるし》とも考えられています。最近は日本にも、このような価値観をもつ人が増えてきているのを感じます。

目立たない矯正とは

〝見えない矯正〟ではありませんが、〝目立たない矯正〟というのもありますので、ここで紹介しておきます。

〝目立たない矯正〟は、歯の表側に装置をつける通常の歯科矯正治療ですが、歯面につけるブラケットの素材を金属ではなく、プラスチック、セラミック、ジルコニアなど（P149参照）にして、いくらか目立たなくするという方法です。

けれども、これらも素材の性質によるデメリットはあります。

プラスチックは、素材として軟らかいため、たわみやひずみが起こりやすく、着色しやすいところが欠点。

セラミックは、硬い素材ですが、割れやすいため、金属にくらべて強度不足のところがあります。さらに、硬いため、周囲の歯にブラケットがあたると歯を痛めてしまうところも難点です。例えば、下の前歯につけたセラミックのブラケットが、上の前歯の裏側にあたって、歯を傷つけてしまうこともあります。

ジルコニアは、近年、歯科治療材料として注目されてきた耐熱性セラミック材料です。透明で目立たず、強度的にも問題はなく、費用もセラミックと同程度です。新たなブラケット素材として、今後、需要が増えていくであろう素材です。

今のところ、素材的には金属のブラケットが強度も十分で、ゆがみやたわみもありません。精度からいっても、金属のブラケットを使って表側（外側）から治療するのが最も精度の高い方法です。ただし、矯正装置が見えるのがイヤでなければ、ですが。

ポイント4
「短期間で治療できる！」とうたっている矯正は要注意

「治療期間を短縮し、通院回数を少なくできる」とうたった矯正治療を最近よく見かけます。これをうたっている治療法には、いくつかあります。いずれも、海外で欧米人用に開発された既製の器具による治療法です。通院回数が減って、やさしい力で歯の移動ができるため、痛みが少ないことを利点としてあげています。既製の器具を使うため、歯科医師が細かく調整する必要がなく、器具の性能で歯が動いてくれるというわけです。それで、通院回数が減るとうたっているのです。さらに、「治療期間そのものも短くなる！」といっているところもあります。

なぜ通院回数が減るのか

ここで私たちが考えなくてはいけないのは、例えば、「これまで一か月に一回通院していたのに、二か月に一回でＯＫなのは、なぜ？」「これまで三年かかっていた治療が二年になるのは、なぜ？」ということです。医療器具が進歩したからでしょうか？

通院回数が少なくて済むのは、忙しい私たちにはうれしいことです。でも、一回の診療にかかる時間が長ければ、私たち患者側の負担が減るとはいえません。それに治療効果が早く出るなら、より頻繁に通院してワイヤーの調整をしなければならないはずで、「治療期間短縮と少ない通院回数」は矛盾をかかえています。たしかに短期間で治療が終了するなら、きっと費用も安くなるでしょうし、ありがたいことです。でも、そもそも歯や骨、筋肉といった歯科矯正にかかわる私たちの体は、短期間で歯を動かす治療スピードに対応できるのでしょうか。医療器具と違って、私たちの体は昔からかわっていないのに。このあたりをチェックする必要がありそうです。

歯が動く仕組みを知る

ここで、歯科矯正で歯が動く仕組みを簡単に説明したいと思います。回りくどいかもしれませんが、矯正の治療期間が短縮するというのは、体にとってどういうことかを理解するために、知っておく必要があると思うので、しばし我慢して読んでください。

歯が動くメカニズムにとって、重要なのが「歯槽骨《しそうこつ》」と呼ばれている〝歯を支えているあごの骨〟です。この「歯槽骨」自体に減ったり、修復したり、という機能があるため歯が動きます。歯を動かすのは、この「歯槽骨」の性質をうまく利用しているのです。「歯槽骨」には、恒常的に力を加えられると、骨を食べる細胞「破骨《はこつ》細胞」が働き始める性質があります。つまり、矯正装置で歯に力を加えると、力のかかった側の「歯槽骨」が「破骨細胞」にジワジワと食べられて減り、歯が移動する余地ができるのです。

一方、その反対側では、「歯槽骨」が減った分のスペース（隙間）を埋めようとする働きが起こります。これには、「歯根膜《しこんまく》」といって、歯と歯槽骨を結びつけている繊維組織がかかわっています。歯が動いて、歯根膜の繊維が引き伸ばされると、この「歯根膜」の中にある「骨芽《こつが》細胞」が働き、新しい歯槽骨をつくり始めます。

力が加わることによって、骨を食べる細胞（破骨細胞）が働いて歯が動いたり、動いたあとの隙間を埋めるために骨をつくる細胞（骨芽細胞）が働いたり、本当に人間の体って、すごいと感心します。

歯科矯正はナチュラルな治療法であってほしい

歯科矯正とは、こういった人間の生体の自然な機能を利用しているので、私たちの体の成り立ちに即したナチュラルな治療法だと思います。

そこで、治療期間の短縮の話に戻ります。こういった、体の神秘を知ると、早く歯を動かすことが怖くなりませんか？　体に余計な負担をかけるのではないかと心配になりませんか？　そもそも、治療器具が進歩、発展したからといって、生体の自然に逆らって、早く歯を動かし、治療を終了することができるのでしょうか。時間を短縮することで、治療の質を落とすことにはならないのでしょうか。やはり疑問です。

仮に、それが可能だとしても、私はやはり、自分の体の反応に即したナチュラルな治療のほうがいいという気がしています。これは、私の個人的な感覚かもしれません。ファーストフードより、スローフードがよい、と感じるのと同じセンスです。フ

「いやいや、それでもファーストフードを選びたい」という人がいても、ファーストフードと〝納得していれば〟、それはそれでいいのだと思います。

ポイント5
費用の全額を最初に提示しない矯正は要注意

当たり前ですが、家を建てるときに、設計図を見せない建築家はいません。土地の広さや地盤、方角、日当たり、周辺の状況…。家を建てるときには、十分調べてから、設計図を描くのが常識です。設計図を見せずに、家を建てようとする建築家に、仕事を依頼することはないでしょう。

建築家と同様、歯科矯正においても、設計図を見せない歯科医師に、仕事（治療）を依頼するのは要注意です。広さ、地盤、方角、日当たり、周辺の状況…に相当する、歯、あご、頬などの筋肉、頭蓋骨、骨格…などなどの素材を調べることは、絶対必要です。これが矯正治療〝前〟の重要な資料づくりとなります。

設計図と見積もりなく建築は依頼できない

矯正を専門とする歯科医師は、この資料をもとに、それまでの豊富な経験と技術で、最もたしかな治療法を提案し、治療についての予算を〝あらかじめ〟出します。

この〝あらかじめ〟というところがとても大事です。治療をスタートする際に、前もって、治療にかかる予算を提示するのです。

私たち患者は、医師が提案した治療内容と治療期間、そして予算に納得した上で、治療をスタートすることができます。家を建てるときに、設計図と見積もりを見て、その建築家（あるいは建築会社）に依頼するかどうかを決めるのと同じです。

ただし、人間の生身の体を扱うのですから、治療途中で予想もできないようなアクシデントが生じたら、治療法を変更しなければならないかもしれません。けれども、予想できない（不可避の）アクシデントが起こらない限り、当初の予算で治療を行うのが当たり前です。あらかじめ予想できそうなことを想定しないで、予算をその都度、変更してくるような建築家には、私の家を建ててほしいとは思いません。

歯科矯正も同じで、最初に費用の全額を提示しないクリニックは、要注意です。

矯正治療にとって大事なのは設計図

プロであるならば、ゴール（目標）に向かう道のりの見通しをもてるはずです。もし開始前に設計図を提示できないのならば、その歯科医師に経験と技術がないからでは、と疑わざるをえません。

歯科矯正は、虫歯や歯周病を治すというような、悪い（病気の）状態を元の健康な状態に戻す〝復元の医療〟とは、異なります。新しい歯並びや顔形をつくり出す〝創造の医療〟です。ここが歯科矯正の難しい面でもあります。今までにない新たなものをつくる提案をしなければならないのですから。

経験と技術がある、矯正を専門にした歯科医師ならば、これからつくり出すものを相手に提案することができます。それが設計図です。

何をつくり出すか、相手に伝える技術をもつ必要もあります。それがインフォームドコンセント（事前の説明と同意）です。私たち患者に、治療の目標と設計図とそれにかかる予算をわかりやすく説明することも、臨床現場にいる医師にとっては重要な仕事だと思います。

屋根だけはずして〝できなかった〟では困る

以前、私の友人が通っていた矯正歯科で、こんなことがありました。

治療開始前のスタート地点では、抜かずに歯を広げて、インプラントを入れて矯正を完了させるという目標を提示されました。ところが、二〜三年たって、やっとインプラントを入れられる隙間ができてきたころ、「やっぱりインプラントは入らない」といわれたのです。

この歯科医師は、〝全体像なく〟〝とりあえず〟治療しようとしていたとしか考えられません。

聞こえがいいので「抜歯せず、矯正で歯を広げましょう」といって、とりあえず治療をスタートする歯科医師が意外と多いと、ある歯科医師から聞いたことがあります。

私たち患者は、いったん治療を始めたら、途中でやめることはできません。パーフェクトな治療ができないなら、やってもらわないほうがいいのです。歯並びが多少悪くても、ものをかめていたし、しゃべることもできていたのです。

「ものをかんでいること自体、体がその歯並びを受け入れているということ」と、矯正専門の歯科医師はいいます。

それを壊すことは、家の建て直しみたいなものです。もしも、その家が老朽化していたとしても、多少の不都合があったとしても、住める家だったのです。住める家だったのに、「〝とりあえず〟建て直しましょう」と、屋根だけはずして中止されたら、大変です。屋根をはずしてはみたものの、やっぱりできなかったということにだけは、ならないようにしてほしいものです。

先ほどの私の友人ですが、その歯科医師に「インプラントが難しいようですから、やっぱり抜歯して、矯正で隙間を埋めましょう」といわれたそうです。

彼女は怒り心頭に発し、私が紹介した別の歯科医師にセカンドオピニオンをとり、結局、クリニックをかえました。ショックだったといっていました。データをもって、前のクリニックに行き、それまでの治療費は返してもらいましたが、二〜三年という失った長い時間と精神的ショックは取り戻せません。

矯正は〝創造の医療〟だからこそ

歯科矯正は、保険診療ではなく、自費診療の分野に入る医療ですから、金額を提示されないと大いに不安です。

治療前にかかる期間と費用の全体を提案して、歯科医師の見誤りで治療期間がかわったら、その責任は歯科医師が負うものです。

そうしないと、私たち患者は、お金が足りなくなったら、治療を続けられなくなってしまうこともあるからです。

歯科矯正の治療は、山登りと同じともいえます。崖もあれば、平坦な道もあります。先ほどいったように、矯正治療は〝創造の医療〟ですので、ゴール地点はひとつでなく、さまざまあります。アルプスの頂上を目指したいのはやまやまですが、その手前でやめてもいいのです。

その人の希望によっては、崖を登りきって、平坦な場所に出たので、頂上までいかなくても、そこで終了したいという場合もあります。頂上でなくても、その人にとってそこが落ち着く場所であれば、いいのです。

でも、お金が足りなくなったからといって、崖の途中で治療を止められたら困ります。そこでは妥協できません。

ですから、治療開始前の費用提示が大事なのです。治療が終了するまでに全部でいくら支払うのかを、私たちは治療前に知っておかなければ、治療を始めるのは危険です。

くり返しますが、治療終了までの全額の料金を提示できないクリニックは、全体像がわからず、見切り発車している列車だと思ってください。

現在、歯科矯正治療を行うクリニックでは、治療にかかる費用を事前に提示しているところと、全額提示ではなく、月々にかかる治療費と装置料や材料費を提示しているところがあります。

しかし、全額提示がなければ、期間が長引けば長引くほど、費用がかさんでしまいます。月々の費用提示をされた場合は、「では一体、治療期間は何か月かかるのか」が重要になりますので、そこをしっかりと聞きましょう。

〝トータルフィーシステム〟をとっているアメリカ

アメリカでの歯科矯正治療の場合は、〝トータルフィーシステム〟といって、治療の全額を提示するシステムをとっています。全額を何回かに分割して支払う方法です。それ以外には一切、費用は支払いません。

一方、日本の場合は、全額提示ではなく、基本施術料や装置料と月々にかかる治療費を提示しているクリニックが多いようです。

一九六〇〜一九七〇年代からの歯科治療の慣習で、歯科医師は、金の材料だといくら、銀の材料だといくらと、材料費や装置料に付加価値をつけて費用を決めています。日本の医療は、医師の技術にお金が払われにくいシステムになっているのです。これは歯科だけでなく、他の医療も同じです。そのために、月々の診療費で歯科医師の技術料を少しずつとるようにしているクリニックが多いのです。

〝総額〟と〝治療期間〟の明示を

もし、このような料金システムであっても、治療期間を確認することで、治療費の総額を知ることができます。仮に、月々の診療費が一万円だったら、「あなたの治療期間は○か月です」と事前に決めてもらえれば、総額がわかります。材料費や装置料などを含めた矯正費用に診療費の総額を加えたものが、本当の矯正費用の総額となるわけです。

このとき、「治療期間が延びる可能性は、最大どの程度ありますか？」「費用としては、総額いくらになるのでしょうか？」「治療期間が延びたときに、費用はどうなるのでしょうか？」と尋ねることが大切です。

これにきちんと答えられないようでは、治療計画を明確にできないのと同じです。どこまでの治療期間でいくらの費用がかかるのかに答えるのは、歯科医師が治療前にきちんとした設計図を描いていれば、可能なはずだからです。

私の知っている矯正だけを専門に行っているクリニックでは、治療前にクリニックに支払う〝総額〟と〝治療期間〟をあらかじめ明示しています。そして、万が一、計画どおりにいかず、治療期間が延びてしまった場合でも、それ以上の費用は〝受け取らない〟方針で治療をすすめています。治療期間が延びてしまうのは、予測できない場合を除いては、矯正を専門に行う歯科医師の責任だから、と。

変更が起こりうる可能性があれば事前に聞いておく

先ほど、「人間の生身の体を扱うため、治療途中で予想もできないようなアクシデントが生じたら、治療法を変更することもある」と書きました。たしかに、熟達した歯科矯正を専門とする医師でも、予想もつかないことが生じる可能性はあります。

でも、ほとんどの可能性は事前にわかりますので、起こりうる可能性を事前に話してくれるはずです。

「精密な検査資料を作成した現段階では、治療費用の総額は〇〇円で、治療期間は〇〇か月です。しかしながら、こういうことが起こる可能性がありますから、その場合は、追加費用〇〇円、治療期間〇か月が余計にかかることもあります」と。

ですから、くり返しますが、治療費用の総額と治療期間を、治療前に説明できない矯正治療は、要注意なのです。

ポイント6
きちんとした資料を作成せずに、治療を始める矯正は要注意

治療の総額を事前に提示するには、詳細な治療計画を立てることが必要になります。そのためには、ポイント1でも少し触れたように、きちんとした検査資料を作成しなくては無理です。

歯科医師が矯正治療のゴールと計画を、患者である私たちにわかるように提案するには、治療を開始する前に、次のような資料を作成する必要があります。

まず、私たち患者の気になる点を聞き、顔立ちと歯並びを見ます。

そして、くわしい状態を調べるために、「顔面写真（特に口元を中心に撮影）」「口腔内写真（歯肉の状態や歯の色調などを記録）」「口腔内模型（上下の歯並びや、かみ合わ

せの状態を記録）」「横顔（頭部）のレントゲン（上下のあごの位置や大きさを調べる）」「歯のレントゲン（上下の歯の数や発育状態、歯根の位置、長さ、傾き、歯槽骨の状態などを調べる）」などの資料を作成します（くわしくは第六章を参照してください）。

さらに、必要に応じて、歯根の状態や顎関節《がくかんせつ》（あごの関節）の状態を調べるために、追加のレントゲン撮影やその他の検査を行う場合もあります。

矯正に欠かせない五つの資料

歯科矯正治療を行う上で、「顔面写真」「口腔内写真」「口腔内模型」「横顔のレントゲン」「歯のレントゲン」の五つは欠かせない資料です。これらの検査資料を作成せずに、矯正治療を開始しようとする場合は、要注意です。

これは、あるベテランの矯正専門の歯科医師から聞いた話ですが、「歯科矯正を行うのに、必須の横顔（頭部）のレントゲン写真を撮らずに、歯のレントゲン写真と口腔内模型だけで矯正治療を行っているクリニックからのトラブルが最も多いのです。そういうクリニックでは、顔面写真とか、口腔内写真なんて、もちろん撮影していない場合がほとんどです」。

歯科専用CTとは

また、こんな話もあります。

必要な五つの資料にはあげませんでしたが、近年、歯科専用のCT（コンピュータ断層撮影）が開発されています。歯科専用CTの画像では、レントゲン検査では知ることができない多くの情報を把握することができます。レントゲン検査は二次元的にしか、口とその周辺組織を観察することができませんが、歯科専用CTでは、三次元であらゆる角度から、歯の状態、かみ合わせや頭蓋骨、関節の状況、舌の位置などを把握することができるのです。ただし、この歯科専用CTは非常に高額なため、一部の施設にしか普及していません。

先日、私の知人から、「今、受けている歯科矯正治療に納得できないので、セカンドオピニオンをとりたいから紹介してほしい」という話がきました。そこで、私は個人クリニックでありながら、この歯科専用ＣＴを所有している歯科医師を紹介しました。

知人はこのＣＴで撮影し、資料を作成してもらった結果、上下のあごが全くかみ合わない方向に、歯を動かす治療をしていたことがわかったのです。このＣＴ画像は、私たち患者も、歯科医師に説明を受けながら、三次元で自分のかみ合わせや関節の状態、頭蓋骨の状況を見ることができます。知人はセカンドオピニオンの歯科医師に説明を受け、自分の歯並びを三次元で見て、即座に自分の治療が間違っていたことを理解できました。

さっそく知人は、不信感をもって通っている歯科医師にそのことを伝えました。すると、その医師は「ＣＴのフィルムを送って見せてほしい。その上で検討する」といったそうです。

私が紹介した歯科専用ＣＴをもつ歯科医師は、答えました。「矯正治療のための歯科専用ＣＴの画像を見るには、それなりのソフトがないと解読できませんよ」と。

つまり、知人が治療を受けていた歯科医師は、三次元という立体的な画像によって解読するものであることを知らず、フィルムだけで見られるものだと思っていたのです。

歯科専用ＣＴをもっていなくても、きちんとした歯科矯正治療はできます。けれども、矯正治療のためのＣＴがどういうものかすら知らずに、矯正治療をしているというのは、あまりにお粗末ではないでしょうか。

そして、やはりこの歯科医師は、治療前の資料をきちんと作成していませんでした。

この後、私の知人が、クリニックをかえて、矯正治療をやり直す決断をしたのは、いうまでもありません。

きちんと資料を作成せずに、矯正治療を開始してしまう矯正に限って、「治療前の説明と違う」「途中から、治療方針が大きくかわってしまった」「何年たっても治療がすすまない」など、私たち患者側とのトラブルが生じるケースが多いといいます。

そして、やむなく私たち患者は、転院を考えざるをえなくなるのです。

転院は患者にとって大きなストレス

けれども、この転院は、いうまでもなく矯正治療にとって、かなりのまわり道です。

そして、どこのクリニックを探して転院するかということも、大きな問題になります。

仮に、いいクリニックが見つかったとしても、一度、不幸な目にあうと、なかなか医師を一〇〇％信頼できなくなってしまいます。そこにきて、これまでと一八〇度異なる治療方針を提示されたとしたら、納得し、信頼して任せられるでしょうか。

患者側としては、今後の治療費用がいくらかかるのか、いつ終わるのか、果たしてしっかり治るのだろうか、と心配になります。

新しい歯科医師と以前の医師とでは、治療方針や治療目標、矯正装置、技術などに違いが生じます。今まで、前の歯科医師の説明や治療を信じてきた患者にとって、それを修正していくのは、非常に大変です。ストレスの大きい作業になります。

例えば、最初は〝歯を抜かない〟という方針で歯列を広げられていたのに、全く治らず、さんざん懲りた状況での転院だとします。新しい歯科医師に、〝抜歯をして歯列を縮めます〟といわれたら、相当なショックでしょう。今までの治療は何だったのかという気持ちになります。矯正治療そのものに信頼感をなくしかねません。それでも、途中で投げ出されたら困るから、気を取り直して治療に向かうわけです。

医師にとってもプレッシャー

転院を受け入れるほうの歯科医師にとっても、大きなプレッシャーがかかります。矯正治療は、治療を終了させた者が治療の責任を負うわけですから、受け入れ側の歯科医師にとっても、相当な覚悟が必要ということになります。

「できれば受け入れたくない」というのが本音かもしれません。でも、歯科矯正の仕事に情熱をもって、矯正を専門に仕事をしてきた歯科医師は、「こんな治療をしていたら大変なことになる」という正義感と責任感から、治療を引き継ぐのだと思います。

「このままの抜歯しない矯正治療では、治療を完了することはできない」と、大きく変更した治療方針を切り出さなければならないときほど、歯科医師にとってつらいことはないといいます。

歯科医師としても、患者側が大きなまわり道をしていることは理解しているし、それにともなってムダな時間と費用をかけたこともわかっているからです。

万が一、転院するときに大切なこと

転院をしなくてはならないという不幸な目にあわないためにも、私たち患者が治療開始前に、医師を見極める必要があります。

そのポイントをいくつかあげましたが、〝治療前にきちんとした資料を作成しているか〟どうかは、かなりわかりやすいポイントです。

それでも、どうしても転院をやむなくする場合の注意もここに紹介しておきます。また、転居などを理由に転院しなくてはならない場合もあります。そのときの参考にもしてください。

①転院の際に資料をもらうこと

最初の治療開始前の資料（写真、口腔模型、レントゲン写真など）は、これから治療を継続するためにとても大切です。トラブルがあった場合には、前医のところへは行きづらいものですが、「今後は、歯科矯正を専門とする別の医師のところで治療をしたいので、資料が必要です」ということをきちんと話し、何とかして資料を手に入れたいものです。

けれども、往々にしてトラブルが起こるような矯正治療の場合には、そもそもきちんとした資料がつくられていないケースが多いのです。歯のレントゲン写真と口腔模型だけでも、全くないよりはましです。前医が廃棄処分する寸前で、割れていた口腔模型を何とか入手したという患者さんの話も聞きました。

受け入れる側の歯科医師に聞くと、「それまでに行われていた治療経過を分析し、把握し、継続治療のゴールとして、どこを目指すのかを診断するときには、治療開始前の状態がどうだったかの情報は大変貴重」といいます。

②前医との治療費精算を済ませてから新しい歯科医師の治療を受ける

新しい治療を受け入れてくれるクリニックが決まった場合は、前医に対して治療は終わりにしたい旨をきちんと伝えることが大切です。

それとともに、それまでの治療費を精算し、金銭的な問題を解決する必要があります。ケースによってさまざまだと思いますが、明らかに歯科医師の判断ミスによる治療の場合は、これまでの治療費は返してくれる可能性が高いです。慰謝料の請求までは、難しいケースも多いと思いますが、治療費の返還は求めてもいいのではないかと思います。
そのためには、転院する患者側としても、セカンドオピニオンや新しい歯科医師の診断を、きちんと前医に伝える勇気をもつことが大切です。

③転院先を決めるときにはより慎重に、治療方針を確認する

新しい歯科医師のもとで治療を開始するにあたっては、現在までの状況とこれからの治療計画についてきちんと説明を受け、今後の治療方針を理解し、治療期間や費用についても十分に納得してから、転院を決めるようにしましょう。あくまでも転院は一回だけ、最後の手段、と思って行動しましょう。

そして、できれば転院をしなくて済むように、最初の治療を行う歯科矯正医師を慎重に選んでください。きちんとした診断のための資料作成もせずに、「大丈夫、治せます」という矯正治療は、危ないということを知っておきましょう。

ポイント7
一般歯科、審美歯科、インプラント、歯周病治療…など、たくさんの診療科をかかげている歯科の矯正は要注意

私たち患者は、治療を受けるクリニックを選ぶときに、看板を頼りに探すことが多いと思います。けれども、この看板が大いに疑問あり！　なのです。

今の日本の法律では、医療施設が自由に診療内容を看板にかかげてもかまわないことになっています。〝自由標榜制〟といって、専門以外の診療科を自由に標榜して（看板をかかげて）もいいのです。ですから、看板に出ているから、〝専門医〟であるとは限りません。

ところが、二〇〇三年に、日本矯正歯科学会専門医制度準備委員会が発表したアンケート調査によると、

「科名標榜（診療科についての標榜）が医師や歯科医師の自由裁量にゆだねられている

ことを知っていますか？」

　については、全国の矯正患者本人五六九四人＋患者の家族九九六七人＋その他七八人（合計一万五七三九人）のうち「いいえ」が約八四・三％、「はい」が約一五・一％、無回答が約〇・六％という結果となっています。さらに、医学ジャーナリスト協会会員の一八三人でさえも「いいえ」が約五八・五％、「はい」が約四一・五％、無回答〇％でした。

　この調査から、ずいぶん年月がたっていますが、今でもほとんどの人が、この〝自由標榜制〟をよく知らないという状態はかわっていないと思います。

　看板（標榜）をかかげているから、専門の医師だろうと判断し、診療を受ける人が多いのではないかと思いますが、この看板は、選択の基準にはならないのです。

歯科医師の免許があれば誰でも矯正の看板をかかげられる

　歯科矯正は、体の構造を変化させるため時間がかかり、治療期間は通常、年単位で必要になります。ですから、歯科医師になるために学ぶ六年間の歯学教育の中では、歯科矯正に対しては、基礎的な教育しか受けられません。安全に歯科矯正治療を行えるようになるためには、歯科大学卒業後に、数年以上の専門研修が必要なのです。

しかし現状の日本においては、第一章でお話ししたとおり、歯科医師免許を取得した者なら誰でも、専門研修や治療経験の有無にかかわらず、歯科矯正治療を行うことが可能なのです。そして、「矯正歯科」という看板（標榜）は、開業している歯科医師個人の判断でかかげることができるのです。

ですから、矯正歯科という看板やネット広告からは、本当に歯科矯正を専門に研修を積んだ歯科医師かどうかを判断することはできないのです。ましてや、歯科医師の技量をはかることなど到底できません。こういった状況だからこそ、患者である私たちが、日本で専門の医師を探すのが難しくなっているのです。

矯正の医師は抜歯や虫歯治療は行わない

もし仮に、どの医師も同じ能力をもっているとしたら、ひとつに打ち込んでいる医師と、ふたつ三つのことを手がけている医師とをくらべたときに、どちらのほうが技術が上になるでしょうか？

たぶん、ひとつのことに打ち込んできた医師だと思います。

歯科矯正も同じです。虫歯や歯周病の治療も、インプラントも行っている歯科医師よりは、歯科矯正だけを行っている医師の技術のほうが上まわるのではないでしょうか。

歯科矯正を専門にする医師は、抜歯さえ自分で行いません。なぜ抜歯をしないかというと、一般歯科治療を専門とする歯科医師が行ったほうが上手だからです。抜歯にも経験と技術と設備が必要です。

歯科矯正のクリニックの施設は、歯科矯正に特化した設備、道具立てで効率よく治療が行えるようにつくられています。抜歯は外科分野の仕事で、設備も違えば、歯科衛生士の仕事ももちろん違います。

歯科医療の分野も、他の医療分野と同じく、スペシャリストが必要です。難しい抜歯は、口腔外科に長けている医師が行ったほうが、よりよい医療が受けられます。

歯科医療も進化していて、専門の分野に特化してきています。歯科矯正を専門に行っているクリニックなら、比較的簡単とされる第一小臼歯《きゅうし》の抜歯でも、他のクリニックを紹介することが少なくありません。

一般の医療にあてはめて考えてみると、専門性の大切さがよくわかります。

例えば、内科。内科全般を見渡す総合内科という専門医もありますが、ひと口に内科といっても、多くの分野に分かれています。心療内科、循環器内科、消化器内科、呼吸器内科、腎臓内科、血液内科、神経内科…、甲状腺や膠原病、糖尿病を専門とする内科もあります。これをひとりの人間がこなすのは無理だということは、誰が考えてもわかります。

歯科医療の分野でも同じなのです。

常勤の歯科医師にかかりたい

また、常勤の歯科矯正の医師でなく、非常勤の歯科矯正の医師が治療を行っている場合も見極めが必要です。限られた日にしか矯正の歯科医師がこないクリニックでは、トラブルが起こったときの対応が難しいという面があります。

さらに、非常勤で複数の歯科医師が治療に関与していると、誰かがやるだろうと思って、誰もやらないことがあります。治療に責任をもてないのです。

たとえ、ひとりの歯科医師が担当していても、非常勤というのはアルバイトです。どうしても治療の質より、効率に目がいくことになります。つい、患者の数をこなすことを考えてしまいがちです。非常勤医師の治療で質を第一に考えたシステムにするのは、とても難しいことです。

このようなところは歯科矯正だけを行う設備ではなく、歯科矯正だけを行う衛生士もいないので、設備的にも、人的にも十分な準備がなされにくいというのが、実状だと思います。できれば、歯科矯正だけを行っている施設で、治療を受けたほうがよい治療を受けられるはずです。

矯正は、歯科の中で特殊な分野だといわれています。虫歯や歯周病の治療のように、元の健康な状態に〝復元する〟歯科医療とは異なります。矯正では、歯科医師の頭は、全く違う方向に働くのだといいます。

ひとりの人間がたくさんの分野をすべてきちんとこなすのは、非常に難しいことです。もちろん、一般歯科をやりながらでも、精度の高い歯科矯正をできる医師はいるでしょう。でも、そういう歯科医師でも、複雑な矯正治療は、歯科矯正を専門にする医師に任せているといいます。それが、本当のところだと思います。

結論をいえば、歯科矯正だけを行っているクリニックで、常勤の医師にかかったほうが安全、確実で、精度の高い矯正治療が受けられるということです。

たくさんの診療科の看板（標榜）をかかげている施設や、他の治療（虫歯や歯周病治療、インプラントなど）をメインにしている施設は、注意が必要です。

参考文献

「矯正歯科専門医制度に関するアンケート調査――矯正患者および保護者に対する調査――」日本矯正歯科学会専門医制度準備委員会　Orthodontic waves : journal of the Japanese Orthodontic Society Vol. 62 No.5 P.383－392 October 2003

「平成14年度専門医制度準備委員会報告　矯正歯科専門医制度に関する医学ジャーナリストに対するアンケート調査」日本矯正歯科学会専門医制度準備委員会　Orthodontic waves : journal of the Japanese Orthodontic Society Vol.62 No.5 P.403－405 October 2003

ポイント8
年齢が早ければ早いほどいいというクリニックは要注意

最後は、子ども時代の歯科矯正についてです。

「歯科矯正は、年齢が幼いうちに行ったほうがよい」と、すべてのケースに乳歯や混合歯列（乳歯と永久歯が混ざっている）の段階で治療をすすめる矯正は、要注意です。

乳歯と永久歯が混ざっている混合歯列の段階とは、小学校低、中学年の六歳～一〇歳ころのことです。永久歯がすべてはえ揃うのが、だいたい一二歳ころですので、それ以前という意味です。

行わないほうがいい乳歯の矯正もある

この乳歯や混合歯列の段階では、行わなくてもいい治療があります。

子どもの歯や歯並びは、成長によって変化します。乳歯が抜けて、永久歯がはえたときに、どうかわるのかは、歯科矯正の知識がある医師ならわかります。一〇歳前に歯並びが悪くても、永久歯がはえ揃ったときに、自然に治っているケースもあります。早い時期に矯正治療を行ったほうがよいケースか、そうでないケースかは、矯正を専門としている医師ならば、実際に患者を見れば明確に答えてくれます。

また、早い時期に矯正治療を行って、将来大人になったときにもう一回矯正治療を行う必要があるケースかどうかもわかります。さらに、早い時期に矯正治療を行わないと将来どうなるか、についても予測して説明してくれます。

専門の医師に見極めてもらうことが大事

〝歯科矯正の専門の知識がない医師は、乳歯や混合歯列の段階の矯正治療は行わないほうがいい〟とさえいわれています。

矯正治療をしたら将来どうなるかの展望をもたずに治療を行うのは、非常に危険です。「一〇歳以下の矯正治療は、治す必然性があるものだけにすべき」と矯正治療を専門にする医師はいいます。

乳歯は六歳くらいから抜け、一二歳から一三歳ですべて永久歯にはえかわります。乳歯のほうが圧倒的に多い一〇歳までに矯正治療で歯並びをいじるというのは、非常に難しい治療になります。歯並びは発育によって変化するので、成長発達による自然な変化を予測して、矯正治療を行う必要があるからです。

それなのに、一律に「矯正治療は早いほうがいい」という矯正は、要注意です。

私たち患者は、子どものころの歯科矯正治療のほうが期間も短くて済むし、費用も安く済むので、早いうちに行ったほうがよい、と考えてしまいがちですが、一概にそうとはいえません。早く行ったほうがよいケースかどうかは、正しい見極めが必要なのです。

〃抜かなくて済む〃は間違い

子どものころに早期治療をすると、〃歯を抜かなくて済む〃というのは間違いです。

小さいうちから歯並びをいじることで、歯がうしろにいくので、一見よさそうに思えますが、かえって問題を抱えてしまうケースも少なくありません。

治療のせいで、奥歯が使えなくなってしまうケースがあるといいます。矯正でうしろに押したことで、奥歯が歯茎にもぐってしまい炎症が起きることがあります。そうなると、大事な大臼歯（奥歯）を抜かざるをえなくなってしまうこともありえます。

子どもの歯科矯正は非常に難しい分野です。いろいろな落とし穴があります。成長過程にあるため、目標をどこに置くかを見誤りやすいのです。きちんとした設計図を描くことなく、とりあえずやってみようという矯正治療を受けたら、それこそ大変です。

たとえ、何とか歯が並んだとしても、将来、永久歯にすべてはえかわり、大人になったときにどうなるかがわからずに治療しているとしたら、どうでしょう。

時間がたち、大人になって治らなかったり、戻ってしまったりしたら、そのクリニックには二度とかかりません。だから治療をした歯科医師は、わからないまま、間違った治療をくり返すことになってしまうのです。

子どものころ矯正したほうがいいケースとは

例えば、早い段階で矯正治療をしたほうがよいケースをあげてみます。

下のあごのほうが前に出ている受け口（反対咬合《はんたいこうごう》）のケースは、一〇歳以前で一度治したほうがよい場合があります。特に、歯のはえる方向が悪いために、受け口になっている人は、一〇歳以前に治せば、受け口が再発しないことが多いようです。

一方で、骨格的に下あごが大きくなる遺伝的要素をもっている人は、早い段階で受け口を治療しても思春期になって再発してしまいます。

思春期の成長で身長がグンと伸びるときに、遺伝的要素があらわれるからです。下あごは、手足の骨と同じ〝長管骨《ちょうかんこつ》〟といわれる骨でできているため、身長がグンと伸びる時期と下あごが伸びる時期が同じなのです。

だからといって、このようなケースに対して、早い段階での治療を決して行わないということではありません。矯正を専門に行う、経験ある医師ならば、その人の受け口が骨格の問題であるかどうかを判断できます。

たとえ、再発することがわかっていても、本人や親御さんの希望があって、見た目（審美的）に問題があるような受け口の場合には、矯正治療を行うこともままあります。

多感な小、中学生の時期を長期間にわたり、受け口のままで過ごすのはかわいそうだと考える場合には、再発の可能性を説明した上で、一度、受け口の治療をするケースもあります。
たしかに、治療の効率からいうと、骨格的に受け口になってしまう人に、早い段階で治療をしても意味がありません。あとから振り返れば、時間とお金のムダといわれても仕方ないかもしれません。でも、こういったケースのように再発がわかっていても、治療するケースはあるのです。問題は、治療前に、再発する可能性があるということをきちんと説明してもらえたかどうか、納得して治療を受けたかどうかです。

話を戻しましょう。子どもの時期のほとんどの矯正治療には、歯並びや歯の問題と、成長、発育で変化する骨格の問題が混ざっています。矯正を専門として行っている医師ならば、ある程度、将来を見越して効果的なムダのない治療を選択することができます。ですから、乳歯が混在している子どものころの治療については、矯正を専門とする医師に相談することが大切です。一律に「矯正は早いほうがよい」という治療には、注意が必要です。

第三章

〝後悔しない〟歯科矯正を見極める五つの条件

条件1　原則、歯科矯正以外の治療はしない。矯正時の抜歯も行わない

〝後悔しない〟歯科矯正を受ける上で、歯科矯正の看板（標榜）をあてにすることはできないということは、すでにお話ししました。そして、一般歯科、口腔外科、小児歯科、審美歯科、インプラント…など、たくさんの診療科目をあげている歯科は、要注意であることも理解していただけたと思います。

したがってクリニックを選ぶときには、「矯正歯科」だけの看板で、他の診療科をかかげていないことは目安となります。歯科矯正以外の治療を行っていないクリニックは、矯正だけで勝負しようとしているわけですから、それだけでも歯科医師の志がわかります。

そして、これも前述しましたが、現状の日本においては、歯科医師なら誰でも、専門研修や治療経験の有無にかかわらず、開業している歯科医師個人の判断で矯正歯科の看

板をかかげることが可能だということは、しっかりと頭に入れておきたい情報です。

もうひとつ知っておきたいのは、矯正だけを専門にしている歯科医師は、基本的には抜歯も行わないということ。矯正治療のために、歯を抜くことが必要なケースがありますが、その抜歯でさえも自分では行わないものです。連携している一般歯科の医師を紹介します。抜歯するにはそれに適した施設、設備が必要です。矯正専門のクリニックでは通常、そうした施設、設備はもっていないもの。また、矯正歯科の医師よりも、抜歯は一般歯科の医師のほうが経験も豊富で上手です。プロはプロに仕事を依頼するのです。

ですから、「うちでは抜歯を行いませんので、連携している一般歯科のクリニックを紹介します」というクリニックは、信頼できる可能性が高いと思います。

けれども例外はあります。地方などで、歯科医師が周囲に少ない地域では、抜歯のために遠く離れたクリニックまで出かけていくのは大変です。また、歯科医師の数が少ない地域で、一般歯科の医師が矯正のための抜歯は行わない場合もあります。そうした状況のもとでは、矯正歯科で抜歯を行わざるをえない場合もあります。

また、第一章でも述べましたが、現在、歯科矯正専門医の審査認定を行っている学会が複数あり、認定基準が統一されていないため、厚生労働省の指導のもとに基準の統一作業を行っているところです。学会によっては認定医などが玉石混交の状態になっているケースもありますので、現時点では「専門医」や「認定医」は選ぶ基準となりにくいことをもう一度、つけ加えておきます。

条件2　専門性を大切にして連携した歯科医療を行っている

条件1と共通することですが、専門性を大切にして、専門の歯科治療以外は行わない歯科医師は信頼できます。

矯正治療を希望して歯科矯正しか行わないクリニックを受診し、虫歯や歯周病が見つかった場合は、矯正の専門医は信頼できる一般歯科を紹介してくれます。自分のクリニックで治療することはありません。先ほどの抜歯の例と同じです。また、インプラントを必要とする場合には、インプラント治療に精通したクリニックを紹介されます。さらに矯正治療が終了したら、メンテナンスは一般歯科で行うという流れです。

一般歯科の医師も同様で、自分のクリニックに矯正を希望する患者さんがいたら、矯正歯科を専門とするクリニックに紹介します。

このように、矯正歯科、一般歯科、口腔外科などがそれぞれの専門性を発揮し、よりよい医療を行うために、連携をとって診療しているクリニックは信頼できると思います。こういった連携歯科医療を行うためには、ふだんからクリニックのワクを超えて、各専門の歯科医師同士が話し合い、チームとして共通した設計図をもって治療に臨むことが必要となります。その体制が整っているクリニックかどうかを選択の基準にしてみてください。

条件3　治療前に矯正専門の検査を行い、作成した資料を見ながら説明してくれる

矯正を専門としているクリニックであれば、治療前に矯正治療に必要な検査を行い、

きちんとした資料を作成します。私たち患者には、その作成資料を見せながら、ていねいに説明してくれるはずです。治療前の資料は、きちんとした矯正治療を行うためには必要なものです。

第六章で矯正治療の流れをくわしく紹介しますが、矯正治療前の資料としては「顔面写真、口腔内写真、口腔内模型、横顔（頭部）のレントゲン（セファロ）、歯のレントゲン（パントモ）」の五項目が最低限必要です。

なかには、横顔（頭部）のレントゲンを撮影せず、歯のレントゲン写真だけで、矯正治療を行おうとするクリニックがあります。一般歯科を中心としたクリニックなどでは、横顔（頭部）のレントゲンを撮影する装置がない施設もあるからです。

もしも、これらの資料をすべて作成せずに治療を開始しようとする場合は、「治療前に、○○○の資料を作成しないのはなぜですか？」と聞いてみてください。

条件4　治療前に治療方針と最終目標をていねいに説明し方針が途中でかわることはない

矯正を専門とする歯科医師は、条件3で紹介したような矯正専門の資料を作成し、そこで治療の設計図を描きます。

最終目標とそこに向かうための治療方針を決めるわけです。抜歯は必要か、その場合はどこの歯を抜くのか、歯をどの方向に動かすのか、などなどのくわしい治療方針をつくります。そして、私たち患者側にもわかるように、最終目標となる完成イメージとそこに向かう経過を説明してくれます。こういった治療方針、最終目標がきちんとできていれば、治療費用や治療期間を治療開始前に説明できるのです。

「とりあえずやってみて、また考えましょう」という矯正治療は、特殊な状況にある症例を除いてありえません。

治療開始前に、治療方針と治療の最終目標を、私たち患者側もきちんと確認して、十分納得してから治療を開始することが大切です。

ただし、歯科矯正も生きた人間を相手にする医療です。予期せぬ反応が生じることがあります。その場合は、さらに資料を作成し、十分説明した上で行います。いきなり治療方針を変更することはありません。

最初の治療方針とかわる可能性があるのは、特に子どもの矯正などで、通常の成長、発育とは異なった予測しえない状況が起こった場合などです。また、私たち患者側の協力が不十分な場合にも、治療方針をかえざるをえないことがあります。

条件5　治療期間が延びた場合でも原則、当初の見積もり以上の費用はとらない

歯科矯正に必要な資料を作成し、設計図を描き、治療方針と最終目標を説明してくれるクリニックでは、治療開始前に、治療終了までの費用の〝総額〟を話してくれることがほとんどです。治療内容がわかり、治療期間の目安が出れば、費用の総額は算出でき

るわけです。クリニックによっては、費用総額を見積もりとして提示し、それを分割で支払うというような方法をとっているところもあります。そして、原則、治療期間が延びた場合でも、このときの見積もり以上の費用は請求されないはずです。

しかしながら、第二章でもお話ししたように、日本の場合は、総額を提示するのではなく、基本施術料や装置料と月々にかかる治療費を分けて提示しているクリニックも多いようです。こうした場合にも、「治療期間は何か月ですか?」と聞くことで、総額が算出できます。また、「この料金に含まれないものは、何ですか?」と聞いておくことも大切です。そして、「治療期間が延びた場合の費用はどうなるのですか?」とも、聞いてください。

日本人の私たちにとって、聞きにくいことかもしれませんが、〝後悔しない〟矯正治療を行う場合には、費用は大切です。納得のいく治療を受けるために、ぜひ勇気を出して確認してください。特に、一回ずつ診療費を支払うシステムをとっているクリニックに対しては、必須だと思います。

また、歯科矯正は長い時間がかかります。転居や転院の可能性もあります。

「転居、転院の場合は、前払いした分の費用は返金してもらえるのでしょうか」

「次の歯科医師に引き継ぐため資料を提出してもらえるのでしょうか」

ということも、事前に確認しておきたい内容です。


歯科矯正治療の選択のポイントをお伝えしましたが、最後に、矯正治療を行うかどうか迷っている人のために、歯科矯正のメリットをまとめておきます。

●心の問題　歯並びがデコボコだったり、前歯が出ていたり、かみ合わせが反対だったりすると、つい気になって、口元を押さえて話したり、笑ったりすることがあるのではないでしょうか。矯正によって、歯並びやかみ合わせがキレイになり、横から見た顔立ちや口元も美しくなります。自分に自信がもて、心を晴れやかにする効果もあります。

●体の問題　歯並びやかみ合わせがよくなることで、①虫歯や歯周病にかかりやすくなるリスクを少なくします。②咀しゃく機能が向上し胃腸への負担を軽減します。③発音やものを飲み込むときの機能を向上させます。

第四章

〝後悔した〟歯科矯正では
こんな歯と顔かたちに！

“後悔しない”歯科矯正治療を選択する目を養うために

歯科矯正を行うときは、やはり、矯正を専門とする歯科医師をきちんと選ぶことが必要だということを実感していただけるケースをご紹介します。せっかく歯科矯正を行ったのに、治らない、かえって悪くなってしまったケースです。

よくなろうとして、時間と費用をかけて矯正治療を行ったのに、治らなかった、逆に悪くなってしまったというのは、とてもショックな出来事です。

つらい経験にもかかわらず、それをおして、ここに紹介することを了承してくださった患者さんには、本当に感謝しています。掲載を了承してくださった皆さんは、「自分の経験がこれから歯科矯正を行う人たちの役に立つのなら…」という気持ちで協力してくださっています。

ここに紹介するのは、決してめったにない特別なケースではありません。むしろ、よくあるケースを選んでいます。誰もが、このような矯正治療を受けてしまう可能性があるのです。

私たちは、これらのケースに学んで、〝後悔しない〟歯科矯正を行うために、矯正治療を選ぶ目を養いたいと思います。

この章で紹介するのは、次のようなケースです。

ケース① 八年半も矯正治療したのに、歯が前に出たまま、ブリッジを入れて終了になった二九歳の女性

ケース② 乱ぐい歯と歯並び、受け口の矯正後、あごや頭が痛く、うまくかめなくなった二二歳の女性

ケース③ 前歯の出っ張りと、がたついた歯並びは、歯を抜かなくても治せるといわれたのに、途中から治療方針がかわり抜歯をすすめられた二九歳の女性

ケース④ 歯は並んだけれども、前歯が出てきて口が閉じられない、カッパのような口元になってしまった二七歳の女性

ケース⑤　デコボコの歯並びを約四年間、治療したのにほとんどかわらず、「あとどのくらい？」と聞いても答えてもらえなかった五一歳の女性

ケース⑥　一〇歳前から治療をしたが、大人になって下あごが出て、かみ合わせが悪くなった二〇歳の女性

「NG矯正」と「OK矯正」を見くらべることで

それぞれのケースでは、どんな治療を行い、どこが悪かったから失敗してしまったのか、その歯科矯正の問題点をわかる範囲でまとめています。

そして、失敗したケースに対して、どのような再治療を行うことで、患者さんが満足し、納得した結果に至ったかについても、できるだけわかりやすく紹介しています。

「NG矯正」としてあるのが、〝後悔した〟治療後の様子です。そして、「OK矯正」としてあるのは、その後、別の矯正専門の歯科医師にかかって、再治療を受けてキレイに治った結果です。

「NG矯正」と「OK矯正」両方を見くらべることで、〝後悔しない〟歯科矯正を選択

する貴重な視点がもてると思います。ぜひ参考にしてください。

「NG矯正」後の再治療で美しい笑顔が得られた！

〝後悔する〟歯科矯正を行うと、こんな歯並びやかみ合わせになってしまうのか、と驚くかもしれません。

けれども、このような治療を受けても、矯正を専門にするきちんとした歯科医師を選べば、再治療可能で、キレイに治るということも理解していただけると思います。

そして、ここに紹介した六つのケースとも、「ＯＫ矯正」後は、美しい笑顔を得ていますので、どうぞ安心してください。

ケース①
八年半も矯正治療をしたのに、歯が前に出たまま、ブリッジを入れて終了に！

最初にご紹介するのは、二九歳の女性のケースです。この女性は、一〇歳のころ、歯科矯正専門のクリニックではなく、歯科矯正を行う看板をかかげていた一般の歯科医院で、八年半も矯正治療をしました。目的は前歯の出っ張りを治すこと。矯正治療を始めるにあたって、上と下の左右の第一小臼歯《きゅうし》（P147イラスト参照）を一本ずつ、合計四本、抜歯しました。けれども、八年半かけても、右下の第一小臼歯を抜歯したスペースだけは、閉じません。

そして、この歯科医は、右下のスペースを埋めるために、あろうことか！ ブリッジを入れて終わりにしたのです。しかも、ブリッジを入れるために、右下の健全な大臼歯（奥歯）まで、削られてしまいました。

この女性は、「矯正のために歯を抜いたのに、抜いた歯の部分にブリッジを入れなければならなかったのは、なぜだろうか？」と疑問になり、納得できない思いでいっぱいになりました。

それだけでなく、「上下の歯の正中線（中心線）がずれている！」ことにも気づいたのです。「治療前には、ピッタリ合っていたのに…」。

また、「そもそも矯正しようと思ったのは、前歯が出ているのを治したい」という理由で治療したのに、ちっとも解消されていないことも、不満でした。

その歯科医院は、患者の担当医師が決まっておらず、四人の異なる医師がその都度、治療していました。そのためか、そのときの医師に尋ねても、納得できる説明は得られなかったそうです。

その五年後、どうしても納得できなかったこの女性は、別の矯正を専門とする歯科医師を受診し、再度治療を行うことを決意しました。現在、再治療から四年半、仕上げの段階に入っていて、あと三～四か月で矯正治療は終了する予定です。

治療費は、以前の歯科医院では総額六〇万円くらい支払いましたが、その後、矯正治療費は返還されたそうです。いちばん最初に矯正治療を開始したときから、一九年近い年月がたっています。「これまでの時間を返してほしい。精神的なダメージを償ってほしい」という気持ちでいるといいます。

NG矯正

抜歯したスペースが閉じず、ブリッジを入れられた！

前歯が出ているのを治したくて８年半も矯正治療をしたのに、前歯はかわらず、右下の抜歯したスペースも閉じなかった。しかも、健康な歯を削りブリッジを入れて治療終了に。

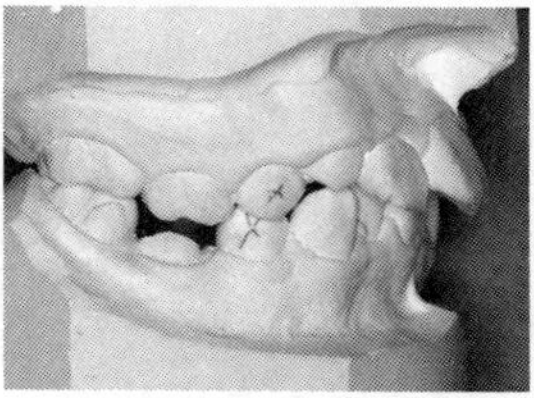

以前の歯科医院で初診時にとった歯型。バツ印の歯を抜歯した。

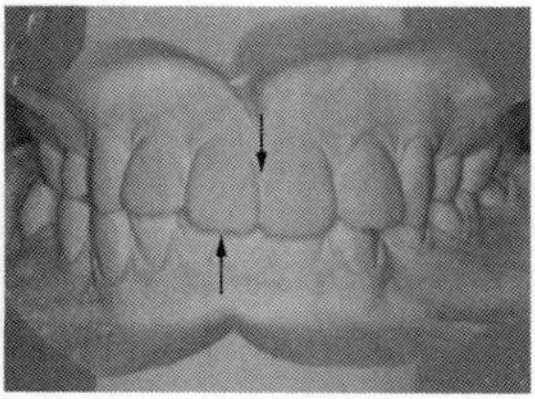

以前の歯科医院での治療終了時。上下の歯の正中線（矢印）がずれ、前歯も出たまま。

OK矯正

再治療を開始して4年半。あと3～4か月で治療は終了

ブリッジをはずし、そのスペースも無事閉じた。前歯の出っ張りも治って、歯もキレイに並び、きちんとかめるようになった。正中線が合うまでもう少し。

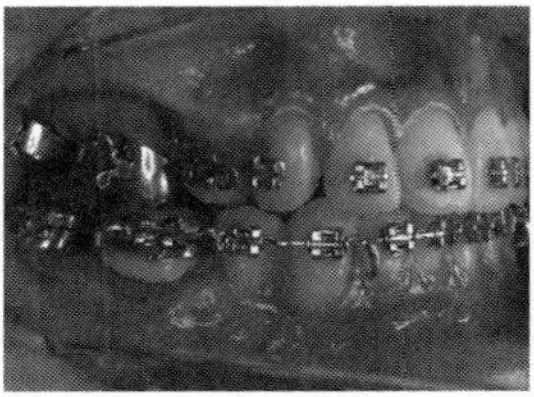

現在、仕上げ段階の治療中。右下に入っていたブリッジははずし、そのスペースも無事閉じた。

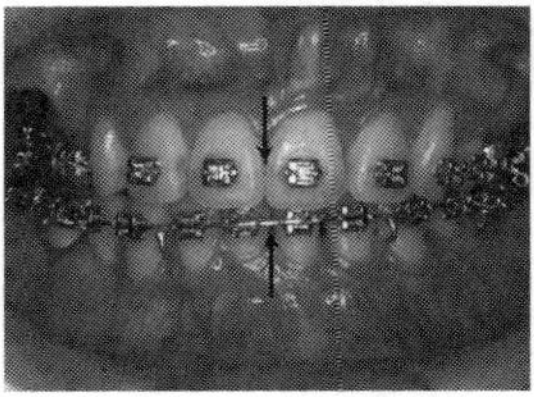

前歯が引っ込み、歯はキレイに並んで、正中線ももう少しで合う。かみ合わせも、かなり改善した。

ケース②
乱ぐい歯と歯並び、受け口の矯正後、あごや頭が痛い！　うまくかめない！

次は、矯正後、「あごの関節と頭が痛み、肩が張る！」「矯正したのにうまくかめない！」「上下の歯の中心がずれてきて歯のデコボコがとれない」と訴え、現在の矯正専門クリニックを受診した、当時、二三歳の女性のケースです。驚くべきことに、このときすでに彼女は一七歳から二〇歳まで別の矯正専門クリニックで三年間矯正治療を受けていたのです。それなのにかみ合わせが不安定で、どこでかんでいいのかわからない状態でした。しかも彼女が訴えるように、あごの関節が痛み、頭痛、肩こりなどの不定愁訴が出る〝顎関節症《がくかんせつしょう》〟になっていました。

以前のクリニックでは、乱ぐい歯で歯並びのデコボコ（叢生《そうせい》）と受け口（反対《はんたい》咬合《こうごう》）を治療したとのこと。その際に、下あごの左右の第一小臼歯二本を抜歯。以前のクリニックで矯正治療を開始して間もなく、あごの関節に雑音を感じ、痛みをともなっていたことは訴えていたそうです。そのクリニックでは矯正治療後、あごのズレに関しては「歯のまん中が合うように、ずらして、かんでください」との指示を受けたといいます。そもそもまん中がピッタリ合って、正しいかみ合わせにするのが矯正なのに、これでは意味がありません！

この女性は二一歳のとき、顎関節の痛みを訴え、さらに別のクリニックを受診し、スプリントによる治療（マウスピースを入れて顎関節の症状を抑える）を受けました。そこで、かみ合わせの悪さを指摘され、現在の矯正専門クリニックへ紹介されてきたのです。

現在のクリニックで検査したところ、下あごの骨の左方向へのゆがみがひどく、矯正治療単独では改善できない状態。また、多数の歯に不良な詰め物をされていたこともわかりました。そこで外科的な矯正治療として、上下のあごを移動する手術とオトガイ（下あごの正面）形成術が必要と説明されました。術前に不良な詰め物を除去する再治療も、別の一般歯科で行いました。その後、上あごの左右の第一小臼歯、下あごの右側の第三大臼歯（親知らず）、下あごの左側の第二大臼歯（奥歯）を抜歯して矯正治療を開始。結果はかみ合わせもよくなり、下あごの左方向へのかたよりも改善。顎関節症も治りました。

NG矯正

受け口と歯並びの矯正をしたのに あごが曲がって、顎関節症に！

治療後はかみ合わせが不安定でどこでかんでいいか、わからない状態に。しかも、矯正治療のせいで、顎関節症になってしまった。

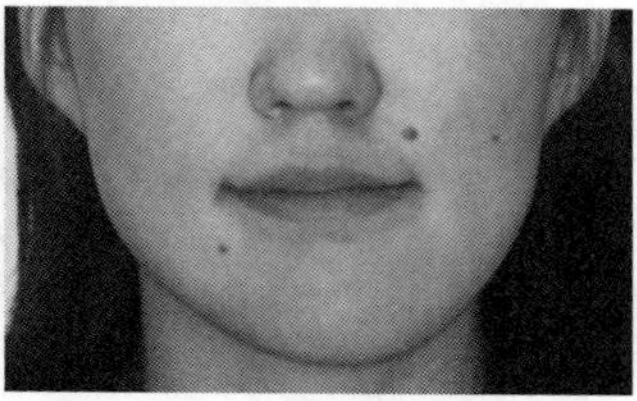

矯正終了後の22歳、外見の表情を見ても、あごが左側にかたよっているのがわかる。

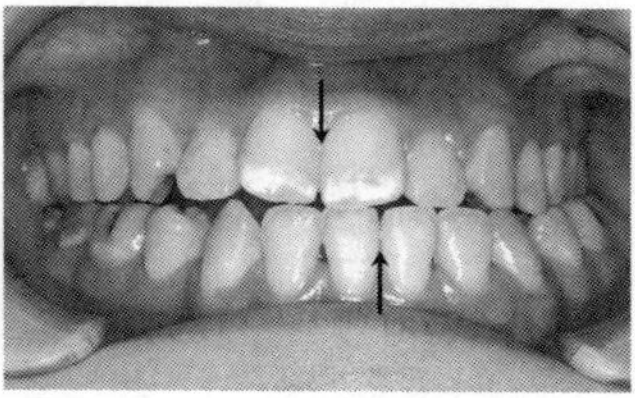

歯のばらつきが改善されていないし、上下の歯できちんとかみ合わせることができていない。

OK矯正

顎関節症の症状もなくなり、きちんとかめるようになった

正しい矯正をしたら1年11か月で下あごのズレも治り、外見のあごのかたよりもなくなった。もちろん、あごや頭の痛みも解消した。

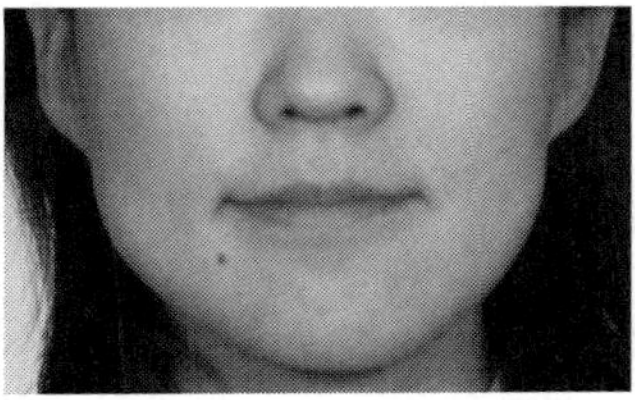

右ページの写真とくらべてほしい。外見の表情を見ても、あごがまっすぐになっているのがわかる。

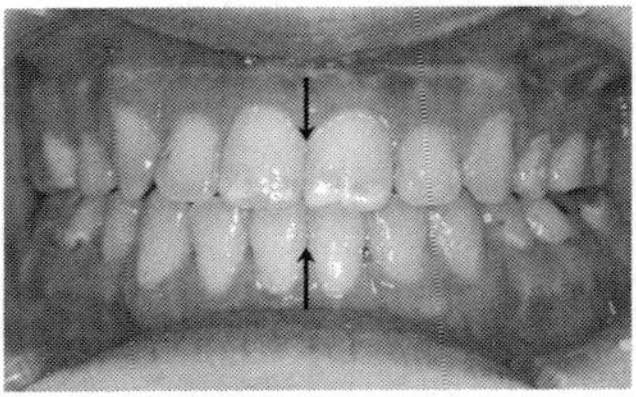

上下の歯できちんと、かめているのがわかる。上下の歯の正中線も合っている。

ケース③

前歯の出っ張りと、がたついた歯並びは歯を抜かなくても治せるといわれたのに！

歯を抜きたくなかった女性（当時二九歳）のケースです。本で調べたら、「抜かずに治せる」とあったので、そういう歯科医院を探したそうです。

矯正歯科の看板をかかげている勤務先近くの〝一般歯科〟で当初、「歯を抜かないで歯をキレイに並べる」という方針で治療を開始。取りはずしのできる拡大《かくだい》床《しょう》矯正装置（歯の裏側にはめ、ネジを回して歯を広げる装置）を毎日、頑張って使い、上下の歯並びを広げる処置を八か月ほど受けました。

ところが、だんだんかみ合わせが悪くなり、きちんと食べ物がかめなくなってきたので、その歯科医師に相談しました。あごを広げる目的の処置と理解していた彼女は、かめなくなってきたのはおかしい、かみ合わせをきちんとしたいと話しました。

すると、その歯科医師から「ならば、これからは取りはずしのできないブラケット装置をつけて、本格的な矯正治療を始めましょう。そのために上二本の抜歯とインプラントの必要があります」といわれたそうです。

「抜かないで治せる」といったのに！　治療方針が全くかわり、彼女は一気に不信感を抱きました。さらに、それまで月に一度の通院だったのに、一週間ごとに通うようにいわれ、治療方法や費用についてもくわしい説明がありません。そもそも矯正にインプラントが必要なのかと、不安になったそうです。

そこで、いくつかの歯科クリニックを回ったあげく、現在の矯正専門クリニックにたどり着きました。現在のクリニックでは、前歯を後退させることと、上下のデコボコの歯並びを治すために、上の第一小臼歯二本と、下の第二小臼歯二本の抜歯が必要であるという説明を聞いて、「自分の歯並びは、抜歯しなければ治らないものだった」と納得。この女性は、あの八か月間と治療費約一八万円は何だったのかと、いまだに後悔しているといいます。

現在のクリニックの治療は順調にすすみ、治療開始から一年半ごろに第一子の出産があり二か月半ほど通院を休みましたが、それを含めて二年四か月で治療終了に。前に出ていた上唇がさがり、横顔がキレイになったと喜んでいます。

NG矯正

「抜かないで治せる」といわれたのに途中から治療方針が大きくかわった！

取りはずしができて歯の裏につける〝拡大床矯正装置〟を毎日使った結果、かみ合わせが不安定になり食べ物がかめなくなった。上と下の前歯のデコボコも治らなかった。

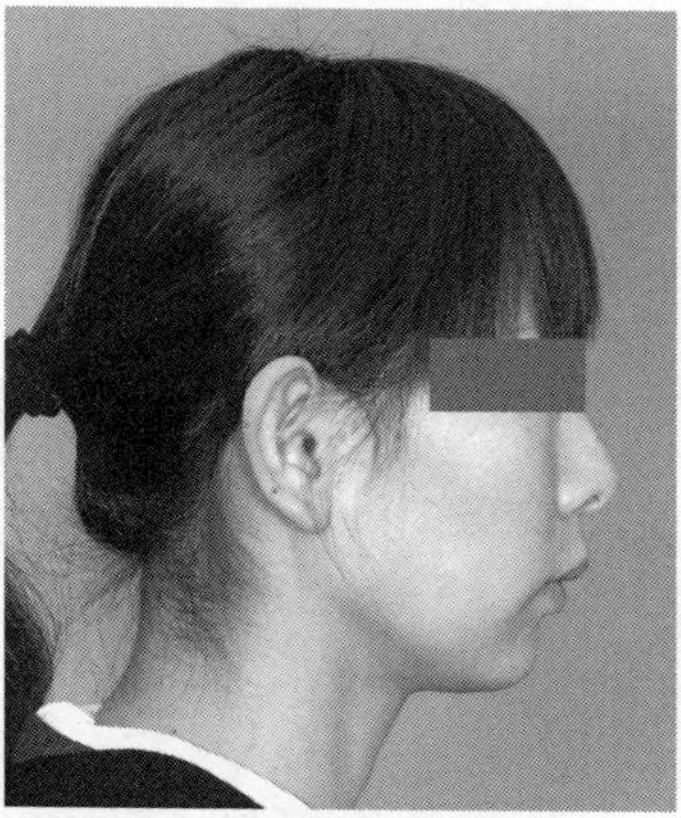

治療８か月後。上の唇が前に出ている。

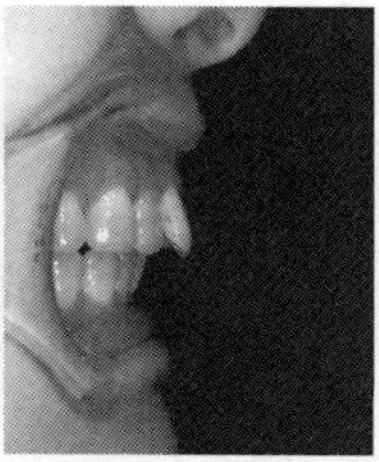

治療後でも前歯は出たまま。

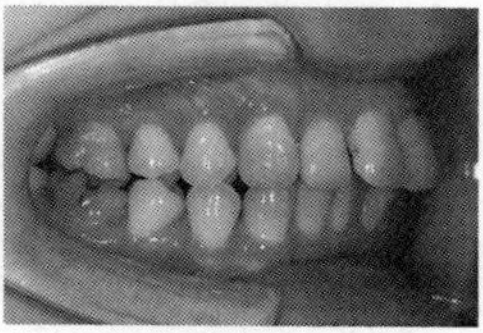

上と下の歯もデコボコのまま。

OK矯正

結局、上２本、下２本を抜歯して治療。前歯が引っ込み、横顔がキレイになった

途中、出産で２か月半休んだが、２年４か月で矯正治療終了。上の前歯の出っ張りがなくなり、フェイスラインもキレイになって満足している。

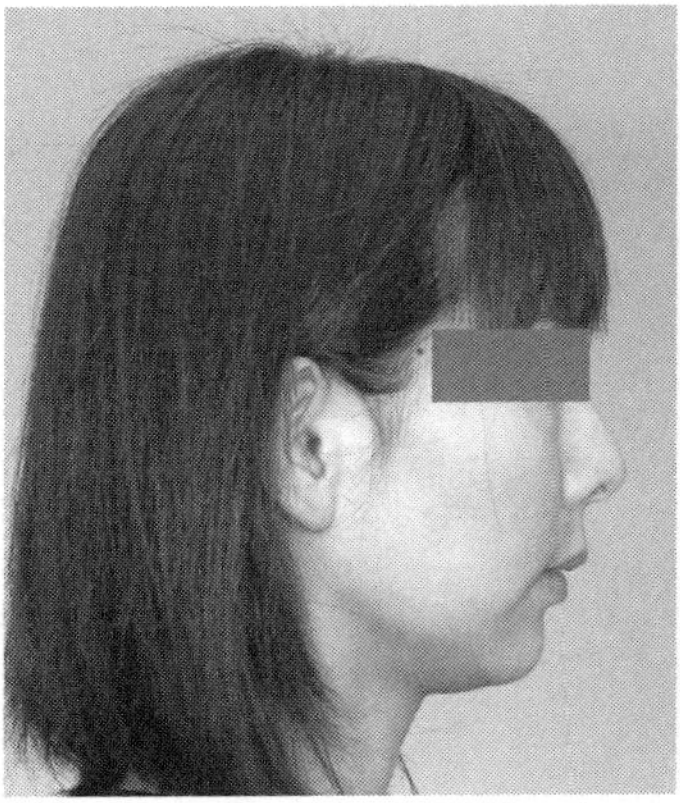

上の唇が引っ込み、フェイスラインが整った。

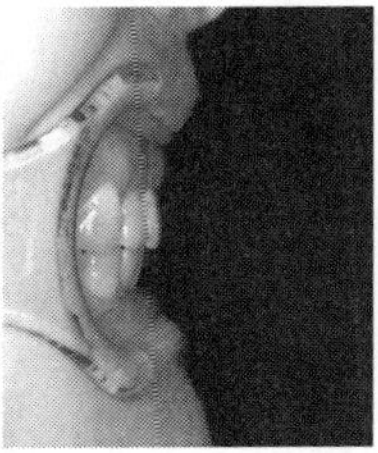

前歯が十分に後退している。

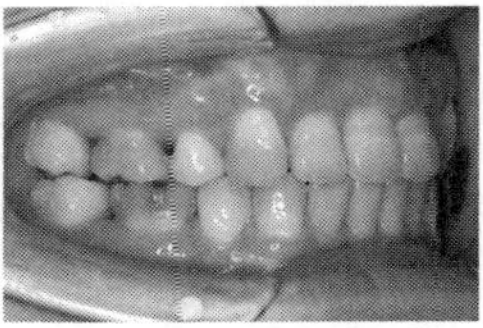

歯のばらつき、かみ合わせが改善。

ケース④
歯は並んだけれど、前歯が出てきて口が閉じられない！ カッパみたい！

これも前のケースと同じように、取りはずしのできる〝拡大床矯正装置（歯の裏側にネジやバネと金属線を入れて歯を広げる装置）〟を使って、歯を広げる治療を行っていた女性（当時二七歳）の話です。

以前、二六歳のころ、かかっていた歯科クリニックで半年間、〝拡大床矯正装置〟をつけて、歯並びを拡大する矯正治療をしていたそうです。そうしたら、だんだん前歯が前に出てきて、心配になりました。そればかりでなく、そのうち、口が閉じなくなってきました。

これは歯を抜かずに、歯並びだけを整えようとする矯正治療で起こりやすい問題点です。もちろん、歯を抜かずに矯正ができるケースもありますが、あごや口《こう》腔《くう》内が小さい人の場合、歯をキレイに並べるだけでなく、かみ合わせも見た目もキレイにするには、抜歯をしなくてはできないケースが少なくありません。

それを無理やり、歯並びを広げるだけで矯正をしようとするので、行きどころのない歯は、前へ前へと出てきてしまうのです。まるでカッパのように！　これが通称〝カッパ矯正〟といわれるものです。

この女性は、転院することを決意。二七歳のときに、現在のクリニックに「前歯が出てしまったので何とかしてほしい」と来院しました。

検査をしてみると、上の前歯だけでなく、下の前歯も前に出てきています。口を閉じようとすると、唇まで前に出て、下あごの中央（オトガイ筋部分）が突っ張って緊張した状態になっていました。歯並びも隙間が多く、キレイに並んでいるとはいえない状態です。

そこで、上の左右の第一小臼歯二本と、下の右側の第一小臼歯を一本、抜歯した上で、矯正治療を開始しました。下の左側の前歯〈中切歯〉は唇側に出っ張っていたため、約三年前に、別の歯科医院ですでに抜歯していました。約二年三か月で治療は無事終了。上の歯、下の歯ともに、うしろにさがり、キレイな横顔になりました。それだけでなく、下あごの中央（オトガイ筋部分）の突っ張りもなく、自然なあごの形になったことに満足しているそうです。

NG矯正

抜かずに歯を広げる矯正をしたら、歯が前に出てきた！

取りはずし可能な歯の裏につける“拡大床矯正装置”を使ったら、上の歯も下の歯も前にどんどん出てきて口が閉じづらく、カッパのような容貌になってしまった。

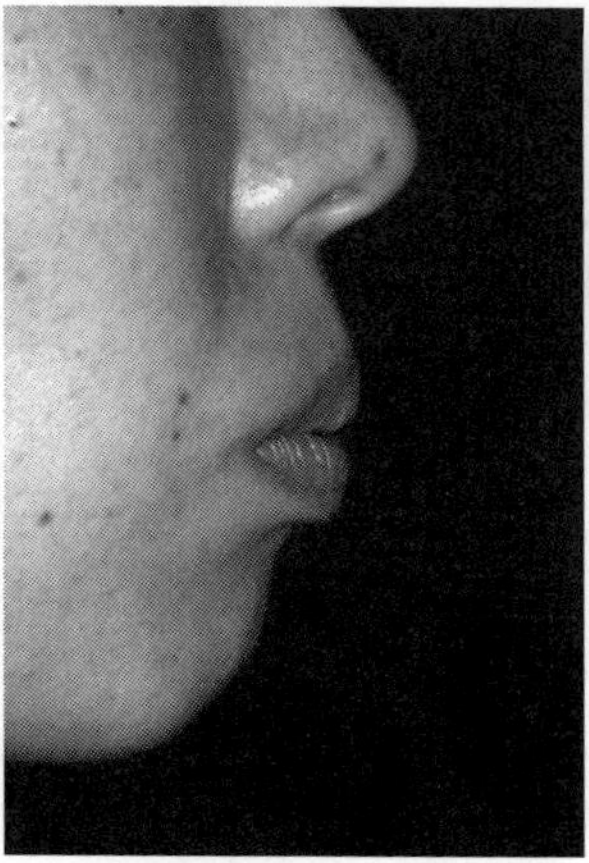

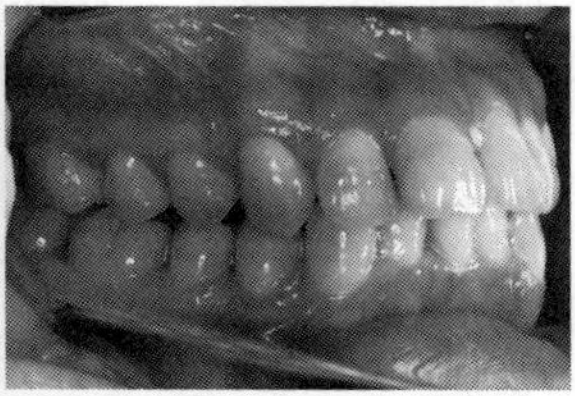

←口を閉じようとすると、唇と下あごの中央が前に出て、突っ張った状態。↑歯の間に余分な隙間がある。外側に開いて、無理やり歯を並べようとした結果だ。

OK矯正

隙間がなくなって歯がキレイに並び、前歯も引っ込んで美しい横顔に！

治療は２年３か月。前歯が引っ込み、口を自然に閉じられるようになり口元の印象がかわった。歯の余計な隙間もなくなり、歯並びがキレイになった。

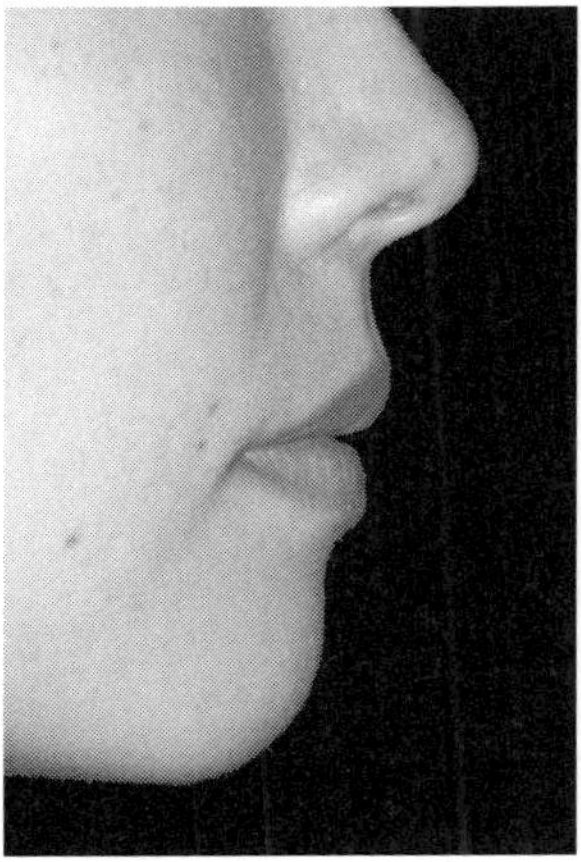

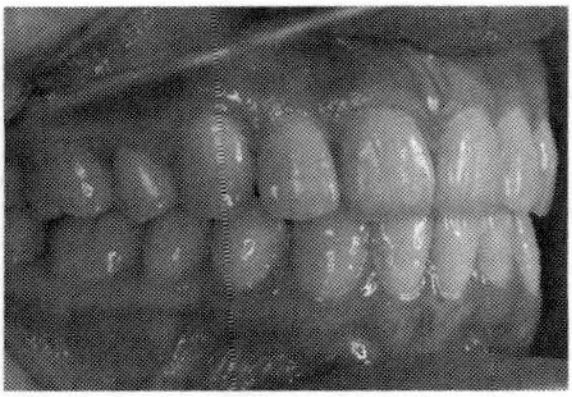

←正しい矯正を行うと、ここまで横顔がキレイになる。右ページのNG矯正とくらべてみてほしい。↑前歯の突出、歯の隙間が改善され、歯並びも美しい。かみ合わせも正しくなった。

ケース⑤
約四年間、治療したのにほとんどかわらず、「あとどのくらい？」と聞いても答えてくれない

このケースも非抜歯（歯を抜かない）で矯正治療を行ったケースです。歯並びがデコボコ（叢生）だったため、歯科矯正を開始。四年間も治療をしているのに、ちっとも変化がないと、現在のクリニックに転院した五一歳（当時）の女性です。

こうしてみると、非抜歯で正しい矯正ができないケースがいかに多いかわかっていただけるでしょう。彼女の、以前のクリニックでの治療はこうでした。〝拡大床矯正装置〟で歯を広げる治療を開始。さまざまな〝拡大床矯正装置〟を使用し、装置を入れるたびに約七万五千円。計六回、装置をかえました。その後、下あごに矯正用のブラケット装置約二五万円を装着。月一回の調節の治療費は五千円から一万円の間。これを約四年間継続し、総額は約一一〇万円にもなりました。

あるとき、別の一般歯科医院で、「四年近く通っているのにちっともかわらない」と相談。セカンドオピニオンをすすめられ、現在、通っている矯正専門の医

師を受診しました。矯正専門の医師がみたところ、そもそもこの女性は、非抜歯のままでは矯正は行えないケース。「このままでは治らない。上の右の犬歯が骨性癒着《ゆちゃく》（骨とくっついていて歯が動かない）している可能性がある。治すのであれば小臼歯を抜歯する必要がある。治療期間は二年かかる」と説明されました。

セカンドオピニオンのあと、以前の担当医にあとどのくらいで治るか質問したところ、明確な答えはなかったそうです。毎回担当医が異なり、結局どの医師もきちんと残りの治療期間を示してくれません。医師として、人間としての誠実さに欠けているのではないか……。結局、彼女は不信感を抱き、転院を決意。

現在のクリニックで改めて診断した結果、やはり骨性癒着でした。そこで癒着した犬歯を土台に、他の歯を動かし、まわりの歯が整ったあと、癒着した犬歯を亜脱臼《あだっきゅう》させて適正な位置に移動。今は、上下の歯がある程度かめる位置で矯正装置を撤去しています。けれども正しいかみ合わせには、抜歯か、手術の併用が必要。彼女はどうしても抜歯がイヤで、細かなかみ合わせがまだ適正にはなっていません。抜歯したら、前のクリニックでの非抜歯治療が報われないと考えているようです。矯正専門の医師が一般歯科医と協力し、かみ合わせを調整中です。

NG矯正

4年間治療したのに、この状態。
総額110万円以上かかったのに…

装置を何度もかえて4年治療しても、歯並びのデコボコ（乱ぐい歯）が治らない。セカンドオピニオンで矯正専門の医師に相談したら、このままでは治らないといわれ…。

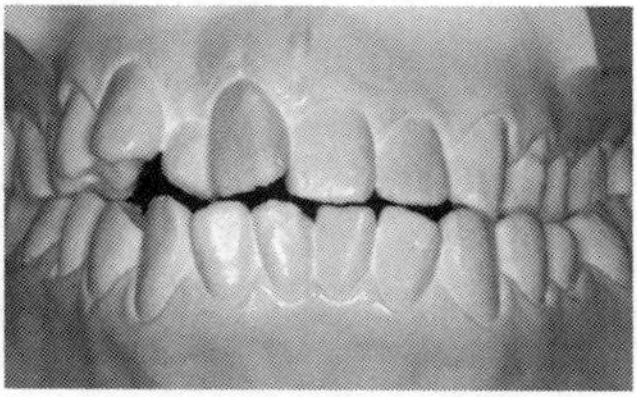

歯科矯正専門の医師なら、治療経過からみて、上あごの犬歯の骨性癒着を疑うケース。

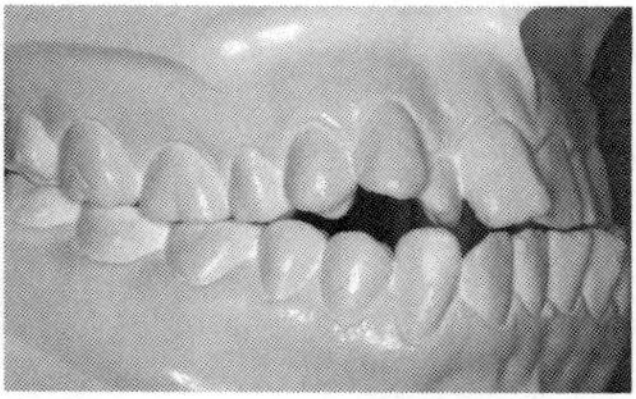

4年たってもこの状態。下あごの骨そのもの、顔そのものが曲がっている。

OK矯正

どうしても抜歯したくないため 細かなかみ合わせを現在も調整中

奥歯が交叉《こうさ》するかみ合わせや、下あごが曲がっているため、抜歯または手術の併用が必要なケース。でも、本人はどうしても抜歯がイヤで、再治療開始から1年半でまだ調整中。

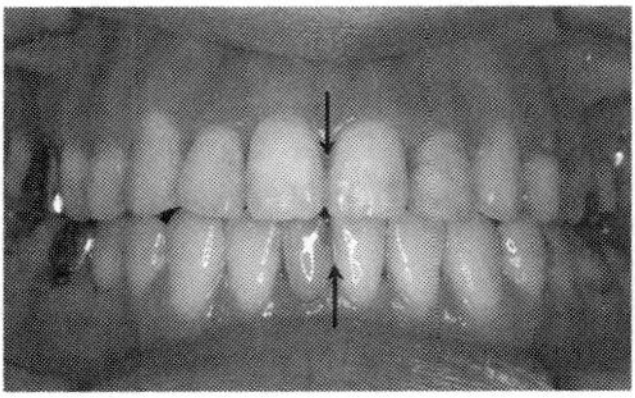

抜歯も手術も、本人が承諾しないため、まだ上下の歯の正中線が完全には合っていない。

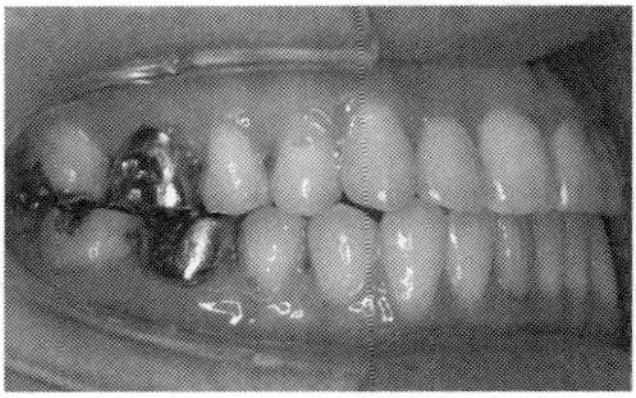

上下の歯が一応はかめる状態になったので、矯正器具をはずして、細かなかみ合わせを調整中。

ケース⑥
一〇歳前から治療をしていたが、大人になって下あごが出て、かみ合わせが悪くなった！

最後は、二〇歳で矯正専門の歯科医師のクリニックを訪ねた女性の話です。

この女性は小学校低学年のころ（一〇歳以下）、近所の一般歯科医院で矯正治療を行っていました。前歯のかみ合わせが反対で、下あごのほうが出ていた（反対咬合）ための治療でした。チンキャップ（頭からあごにかけてベルトのようなもので固定するヘッドギアのような、子どものころに使う矯正器具）を数年間装着し、前歯の反対咬合を改善しました。ところが、永久歯がはえ揃ったあとに反対咬合が再発。右上の犬歯が八重歯になっていたので、隣の第一小臼歯を抜歯して、上あごに矯正用のブラケットを装着し、治療は終了しました。

ところが大人になるにしたがって、だんだん下あごが前に出てきて、かみ合わせが変化してきました。そのとき彼女は、「子どものころ、自分があまり模範的な患者でなかったから、こんなものか」と思ったそうです。けれども二〇歳になり、「下あごが出て前歯がきちんとかめないので、何とか治したい」と思い、現在のクリニックに来院したのです。

たしかに一〇歳以下の子どもの歯科矯正は難易度が高く、経験と技術と知識のある矯正の専門医が行わないと、失敗してしまうケースがよくあります（77ページ参照）。けれども、このケースの場合は、早く治療を始めたこと自体が悪いのではありません。チンキャップを用いて、反対咬合を改善するのも悪いことではないといいます。

では、何が問題かというと、その後、上の第一小臼歯（永久歯）を一本抜いて行った治療です。子どものころの〝反対咬合〟では、身長が伸びる時期に下あごが成長する可能性が十分にあります。ですから、成長が残っている時点で、上の歯だけを抜いて治療を行うことは、矯正をきちんと学んだ人なら絶対にしないといわれています。

なぜなら、上の歯だけを抜歯したら、上の歯列だけが小さくなるのですから、下あごが成長したら、すぐ反対咬合に戻ってしまうのは素人でもわかることです。いわんや、右上の小臼歯だけ抜歯するのは論外。正中線もずれ、見た目の美しさ

NG矯正

子どものころ矯正したのに、下あごが出てかみ合わせられなくなった

10歳前から反対咬合の治療をしたのに、大人になって下あごがだんだん出てきた。子どものころ、上の永久歯1本も抜いている。

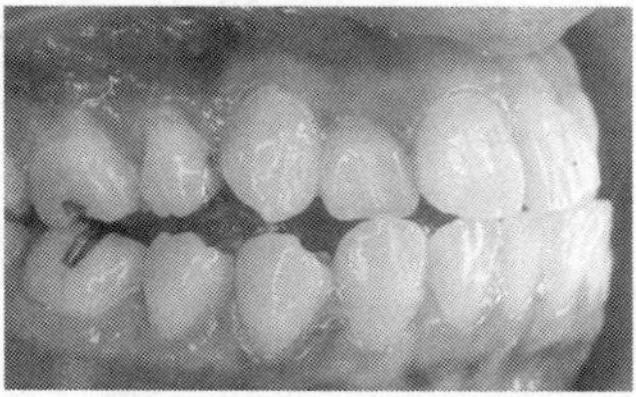

上下の歯をかみ合わせることができず、下の歯が前に出てきている。

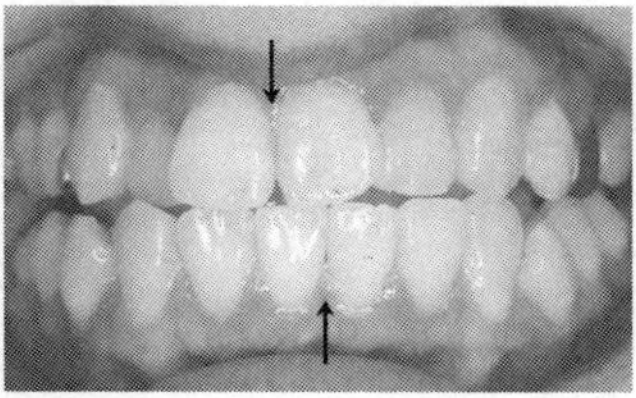

上下の歯の正中線がずれている。これは右上の第一小臼歯を子どものころに抜いて行った矯正治療が問題だったと思われる。

OK矯正

奥歯を含む上下５本の歯を抜歯して３年かけて再治療を行った

子どものころ片側だけの永久歯（第一小臼歯）を抜歯していなければ、大事な奥歯を抜くような矯正治療はしなくて済んだはず。

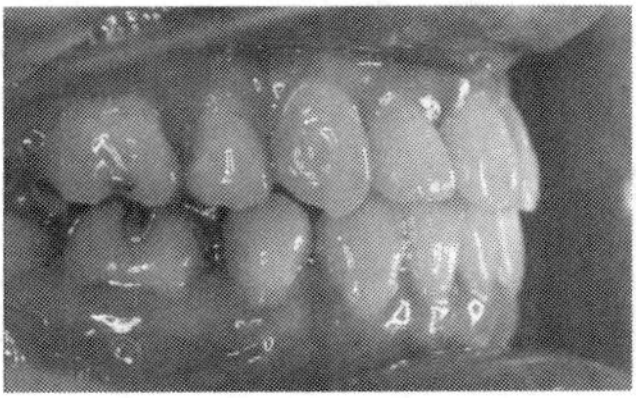

上あご左の第二小臼歯、上あご右の第二大臼歯、下あご左右両側の第一小臼歯、下あご右側の第三大臼歯（親知らず）、計5本を抜歯して矯正治療。

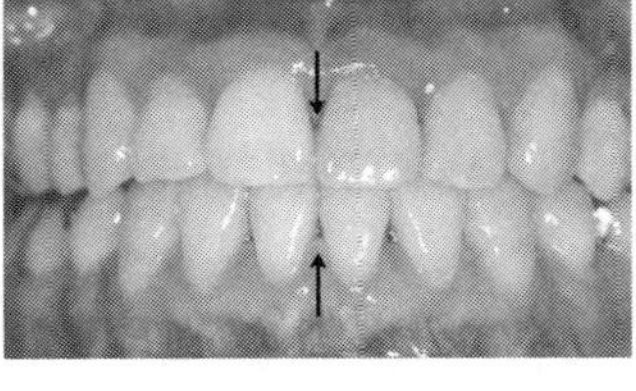

20歳から3年間の矯正治療で、きちんとかめるようになり、上下の正中線もピッタリ合うようになった。乳歯と永久歯が混在する時期に、かみ合わせを治す矯正治療では、永久歯のかみ合わせにも責任をもってほしい。

にも大きな問題が出ます。矯正を学んだ専門の歯科医師からすると、ありえない治療方針だといえます。

下あごが出てかみ合わせられない〝反対咬合〟が再発したのですから、誠実な歯科医師なら、自分で治せなければ専門の医師を紹介すべきではないでしょうか。少なくとも「この状態は治った状態ではない」と伝えてほしいと思います。

でも、それは無理かもしれません。数年間治療して、お金を支払わせて、「治らなかったから専門の医師を紹介します」はいえないのでしょう。それならば、技術も経験もなく、永久歯の歯並びまで面倒を見きれない歯科医師は、矯正をしないでほしいと思います。「子どものころの矯正は安いから」なんて言い訳は通用しません。

結局、この女性は歯科矯正の専門の医師のもとで、大臼歯（奥歯）を含む上下五本の歯を抜歯し、約三年かけて治療し直しました。子どものころ、永久歯を抜歯していなければ、大臼歯まで抜歯するような治療はしなくて済んだはずです。

この女性のようなケースは、決してまれではありません。むしろ、一般歯科で子どものころ矯正したケースでよく聞く話なのです。

第五章

正しい歯科矯正でここまで美しくなれる

難しい治療でも矯正専門の歯科医師であれば大丈夫

この章では、後悔なく、〝満足できた〟歯科矯正の例をご紹介します。

矯正を専門とする歯科医師が治療すると、歯並びも、かみ合わせも、そして横顔や表情までもがここまで美しくなることが、わかっていただけると思います。

ここに紹介しているのは、決して治療がやさしいケースばかりではありません。治療が難しいケースは、どのような問題点があるのか、そして、どのような治療をしたことで、患者さんの満足が得られる治療結果になったのかを説明しました。

取りあげたのは次のようなケースです。

ケース①前歯が出ている人　ケース②下あごが出ている人　ケース③歯がデコボコで虫歯がある人　ケース④前歯が開いていて、ものがかめない人　ケース⑤上下の歯のセンターがずれている人　ケース⑥矯正でさらに美しくなった人

ケース①
前歯がこんなに出ていても大丈夫！

最初に紹介するのは、「前歯が出ているので引っ込めたい」と来院した三一歳の女性のケースです。横顔（P127、「治療前」の写真）を見てわかるように、唇に力を入れないと口が閉じられず、口元が前に飛び出してしまっています。

治療としては、上の前歯がかなり前方に出ていたので、両脇の歯を一本ずつ抜歯し、そのスペースを利用して前歯をうしろにさげる治療を行いました。また、下の前歯から脇の歯にかけてがかなりデコボコのため、下の両脇の歯も一本ずつ抜歯。さらに、上下左右の親知らずの並ぶ場所が全くなく、前方に倒れて完全に埋まっていたために、親知らずは四本とも抜歯。合計八本の抜歯になりました。

大人の矯正ではときどき見られるのですが、このケースは歯の動きが極端に悪く、治療期間が通常より長い三年六か月もかかっています。特に、犬歯をうしろにさげるのに、二年近くもかかりました。このように、歯の動きが悪いケースでは、歯に加える力をより慎重に、ていねいにコントロールしていかなくてはなりません。そういう意味では、難しい矯正治療のケースといえるでしょう。

成長期（一〇代）の治療であれば、ここまで歯の動きが悪いことは、通常まずありません。この女性がもし一二歳前後で矯正していれば、もう少し短期間（二年数か月間）で治療できたでしょう。そういう意味でも、一般的には大人になってからの矯正治療より、一〇代の成長期のほうが治療期間は短くて済むことがほとんどです。けれども、多少時間はかかりますが、大人の矯正治療でも患者側の満足のいく状態までもっていくことはもちろん可能。この女性も治療後は前歯がいい位置までさがり、歯並びの不揃いも改善して、上下の歯がきちんとかみ合うようになりました。口も力を入れずに楽に閉じ、突出感がなくなってバランスのとれた口元に変化しました。この女性は、治療結果にとても満足しています。

また、さらに希望すれば、この女性のように下あごが後退した顔立ちの場合は、オトガイ（下あごの先端部分）の骨の修正手術（オトガイ形成術）をすることもできます。この女性はそこまで希望しなかったので行われていませんが、元々下のあごが小さく、オトガイが前方に出ていない場合には、骨の修正手術を行って、よりキレイな横顔にすることも可能です。

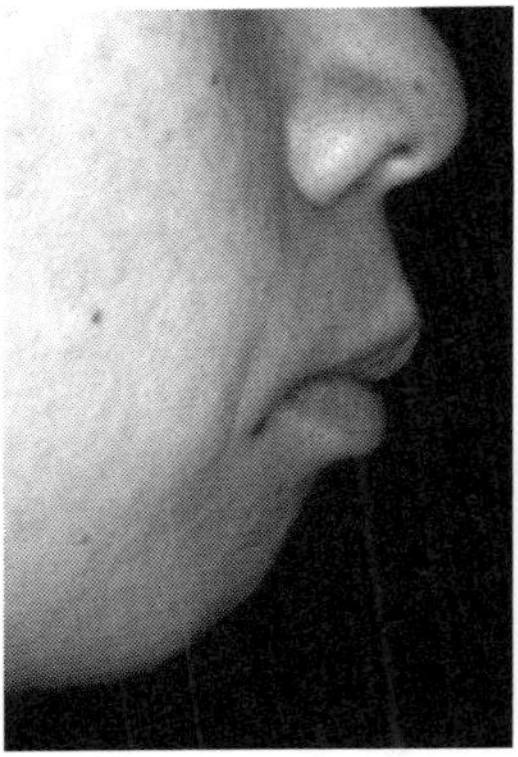

治療前

31歳1か月
上の前歯が前方にかなり出ていて、下の前歯や脇の歯がデコボコ。唇に力を入れないと口が閉じず、閉じると口元が飛び出る。

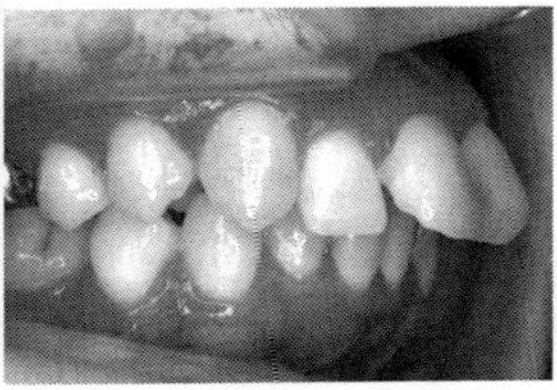

治療後

34歳8か月
治療期間3年6か月。犬歯を後退させるまで2年近くかかったが、前歯がいい位置までさがり、力を入れずに口が閉じバランスのとれた口元に。

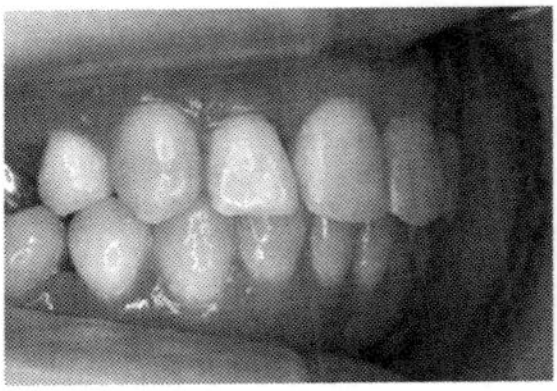

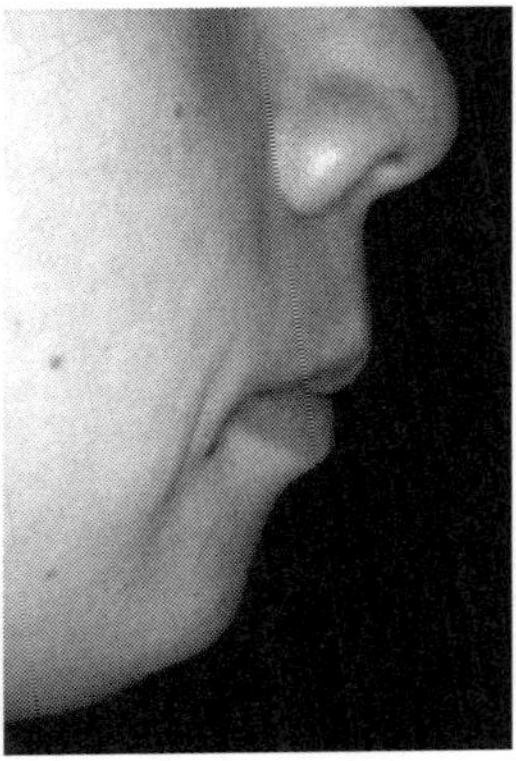

ケース②
下あごが出た、ズレの大きい大人の受け口でも外科手術なしで治せた！

下の歯が上の歯の前に出ている、いわゆる受け口（反対咬合《はんたいこうごう》）の典型的なケースです。受け口の場合、どうしても上唇が引っ込んでしまい、下あごが前に出てしまいます。この男性は一九歳で初めて歯科矯正を受診し、二年三か月で治療終了。矯正専門の医師にかかれば、この男性のように成長期を過ぎて大人になってからの歯科矯正でも、ズレの大きい受け口の治療が可能です。

上あごと下あごの前後のズレが大きい受け口の治療では、通常、第一選択肢として外科的手術で下あごを切って後退させる治療が考えられます。けれども、このケースは検査の結果、外科的手術はせず矯正だけで治療できると判断されました。このように外科手術を行わず、矯正治療だけで対応できるかどうかには、いくつかの条件があります。まず、上唇の厚みが下唇よりも厚いこと。この男性の場合、上唇のほうが約七㎜も厚い状態でした。この差はまれ。この男性の場合、

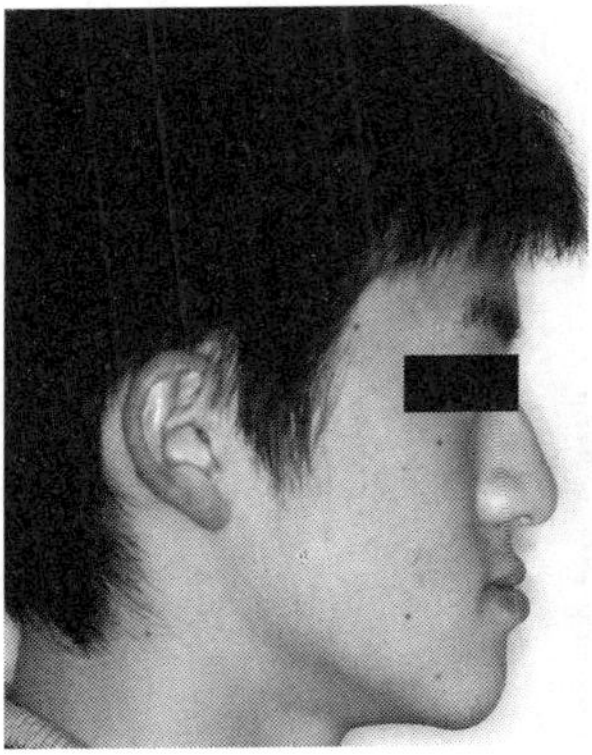

治療前

19歳9か月
受け口（反対咬合）の状態。上の歯並びが悪く、右側の前から２番目の歯が完全に内側に入っている。上唇が引っ込んでいて、下あごが出ている。

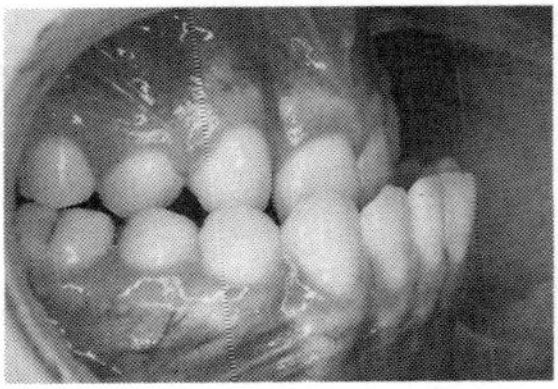

治療後

22歳2か月
矯正治療期間２年３か月。外科手術を行わずに、かみ合わせと顔形（見た目）を自然な状態に変化させることが可能だった。

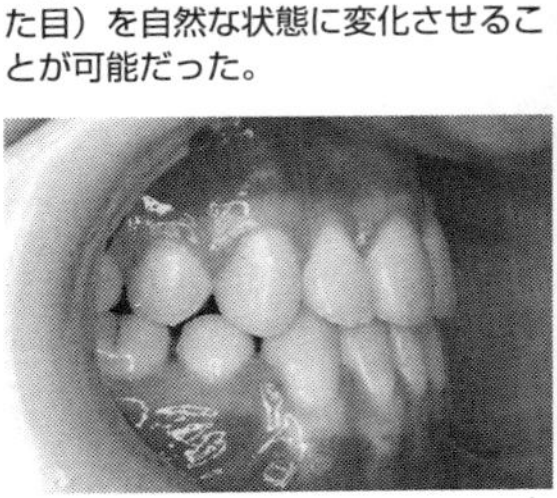

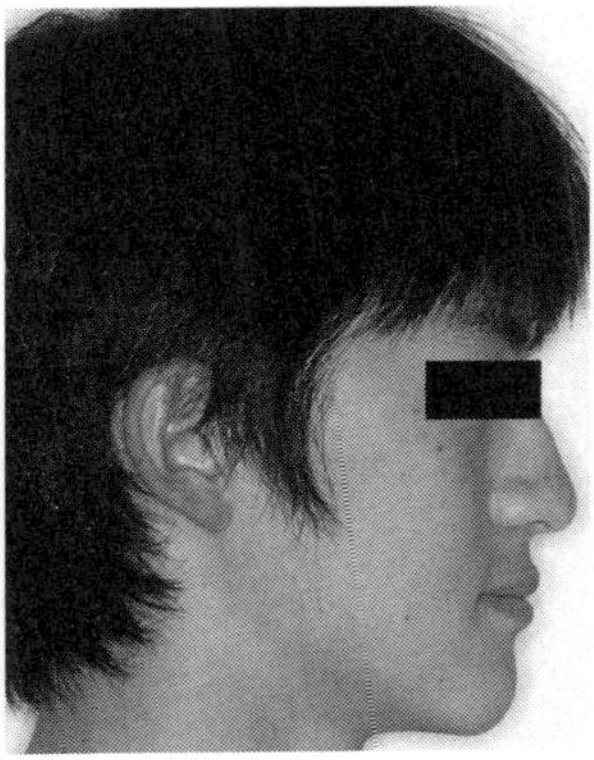

上あごの骨より、下あごの骨が前に出ていましたが、そのズレを、骨を覆っている上唇の厚みが見た目上、緩和できる状態でした。もうひとつの条件は、〝安静《あんせい》空隙《くうげき》〟が大きいこと。安静空隙とは、奥歯をかみしめた状態から、奥歯をかみ合わせないで楽にした状態まで、下あごを移動したときに生じる空間のこと。この安静空隙を上と下の前歯の間の距離で測ると、通常〇・五〜三㎜といわれています。この男性は約八㎜もありました。人は口を開けるときに、下あごはうしろ下方へ回転移動します。つまり口を大きく開ければ開けるほど、下あごはうしろへさがって見えます。ですから安静空隙が大きいということは、下あごをリラックスさせた状態だと、下あごの突出感（受け口）がやわらぐことを意味します。

このような条件が揃っていたため、上の奥歯（臼歯）を下方向に引っ張り出して、今までかんでいた位置よりも早く奥歯があたるようにすることで、かみ合わせと顔形（見た目）を自然な状態に変化させることが可能だったのです。下あごの前歯を後退させ、上あごの歯並びを治すために、上の第二小臼歯二本と下の第一小臼歯二本を抜歯しました。このように矯正専門の医師なら、治療を開始する前に、明確な治療方針を出すことができるのです。

ケース③
歯がデコボコで、虫歯があってブリッジが入っていても

このケースは、三三歳の女性です。

前歯がデコボコしていて、上の前歯の両隣（側切歯）が内側に入り込んで、下の歯の内側（舌側）にかみ込む状態（交叉咬合《こうさこうごう》）でした。それに、通常なら、上の犬歯は下の犬歯の奥にあるべきなのに、下の犬歯の前に出ていました（P133「治療前」と「治療後」の写真をくらべてみてください）。これは、右側の奥歯のかみ合わせのズレが非常に大きいことを表しています。

また、写真ではわかりませんが、左上の第二小臼歯は、第一小臼歯の内側に重なってはえていました。

それだけでなく、この女性の大きな問題点は、左上の第一大臼歯を喪失していたため、第二小臼歯と第二大臼歯との間でブリッジした歯が装着されていたことです。さらに、ブリッジを支える歯になっていた第二小臼歯は、虫歯が進行していたため、紹介元の一般歯科医師からは、抜歯しなければならないという診断が

きていました。

通常ならば、前歯のデコボコを治すために、前歯に近い上下の第一小臼歯四本を抜歯するケースです。けれども、たくさんの歯が痛んでいて、すでに喪失してしまった歯（左上の第一大臼歯と右下の第二大臼歯）が二本、他にも歯の神経を抜く治療を行っていて状態の悪い歯が七本あって、どこを抜歯するかが、非常に難しい診断となります。

結局、抜歯したのは、左右の上の第二小臼歯（左上の第二小臼歯は虫歯）、左下の第二小臼歯という変則的な計三本。これらは、虫歯になっていて抜歯が必要な歯や神経がなく状態が悪い歯です。

このように、虫歯やブリッジなどで歯が痛んでいても、自然でキレイな口元にかえる矯正治療も可能です。また、本来なら抜くべき位置にある歯ではない場合でも、患者の歯の状態やゴールを考えながら、事前に治療計画や方針をたててから治療を開始するのが、矯正専門の医師です。

このような難しいケースであっても、明確な治療計画や費用の説明をせずに、抜歯したり、矯正治療を開始したりすることはありません。

治療前

33歳8か月

前歯がデコボコしていて、上の前歯の両隣（側切歯）が内側に入り込んでいた（写真上）。右上の犬歯は右下の犬歯の前に出た状態だった（写真下の線を参照）。

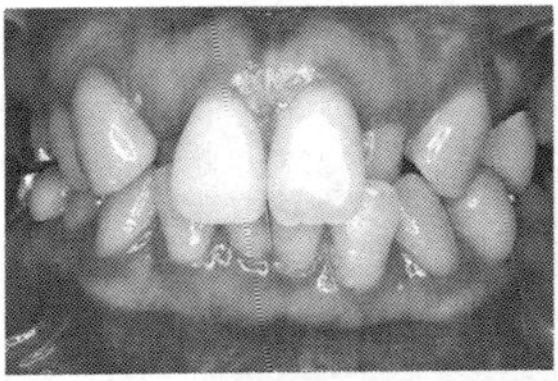

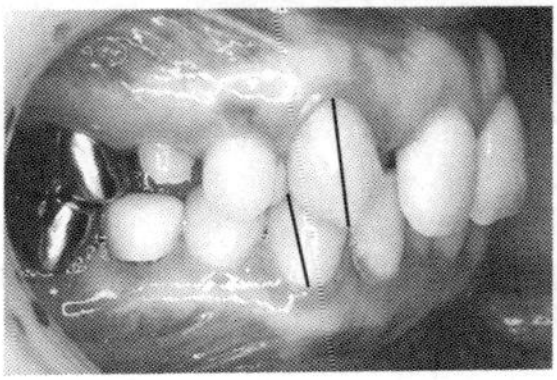

治療後

35歳10か月

矯正治療期間２年２か月。前歯のデコボコが治った（写真上）。右上の犬歯は、右下の犬歯の奥に引っ込んだ（写真下の線を参照）。

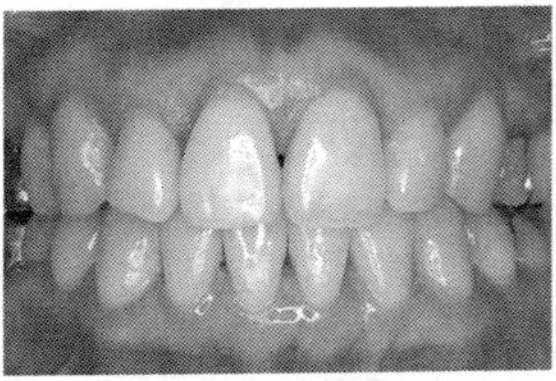

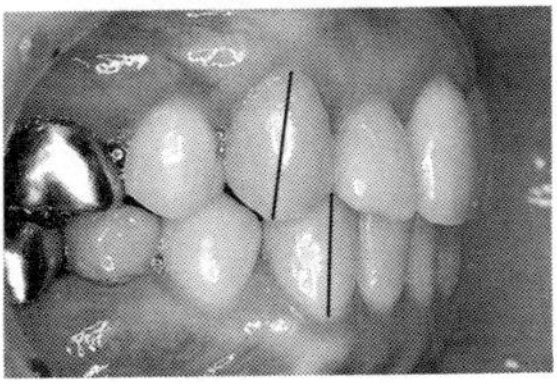

ケース④
前歯が開いていて、前歯でものがかめない人も

「歯並びが悪く、前歯でかめないので、矯正してほしい」といって受診した一八歳の女性のケースです。

この女性のかみ合わせは、あごを閉じて上下の歯をかんでも、前歯から小臼歯にかけてかみ合わせることができません（開咬合《かいこうごう》）。左右の第一大臼歯は、交叉していてかみ合わず、顎関節症《がくかんせつしょう》をともなっていました。

歯並びは、デコボコでいわゆるひどい乱ぐい歯。八重歯もあります。顔の形は、面長でオトガイ部（下あごの先端中央）がうしろにさがっていて、口を閉じたときに、オトガイ筋が緊張し、不自然でした。

治療は、前歯のかみ合わせを深くすること、上下の歯並びを整え、かみ合わせを緊密にすること、それにもともと面長の顔を矯正でさらに助長しないように、大臼歯（奥歯）を高くする方向に動かさないことを目標にしました。

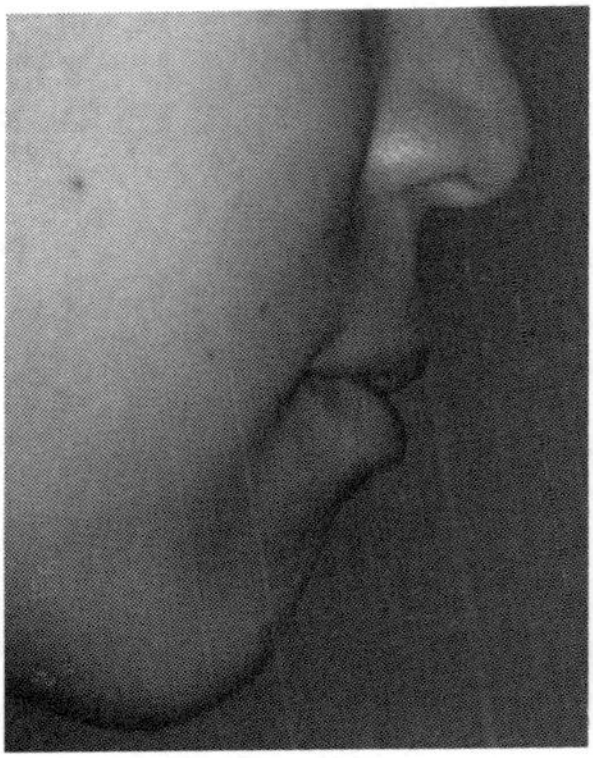

治療前

18歳3か月
前歯から小臼歯にかけて歯がかみ合わず、上下の歯が開いてしまう。横顔を見ると、下あごがうしろに後退している。

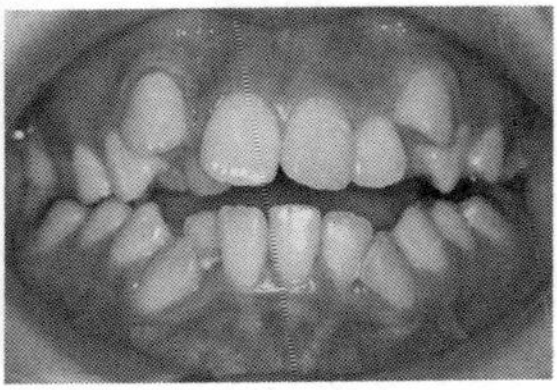

治療後

20歳6か月
治療期間2年。上下の第一小臼歯４本を抜歯。前歯のかみ合わせが深くなり、横顔を見ると、下あごの形がキレイに整っている。

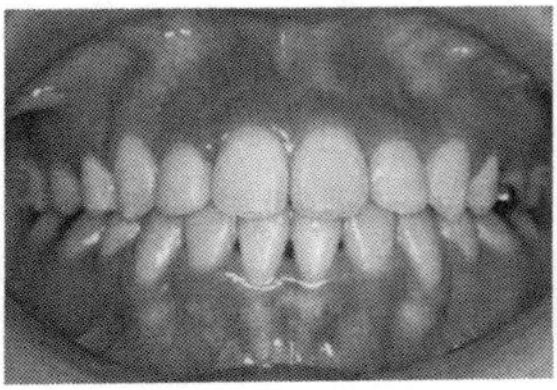

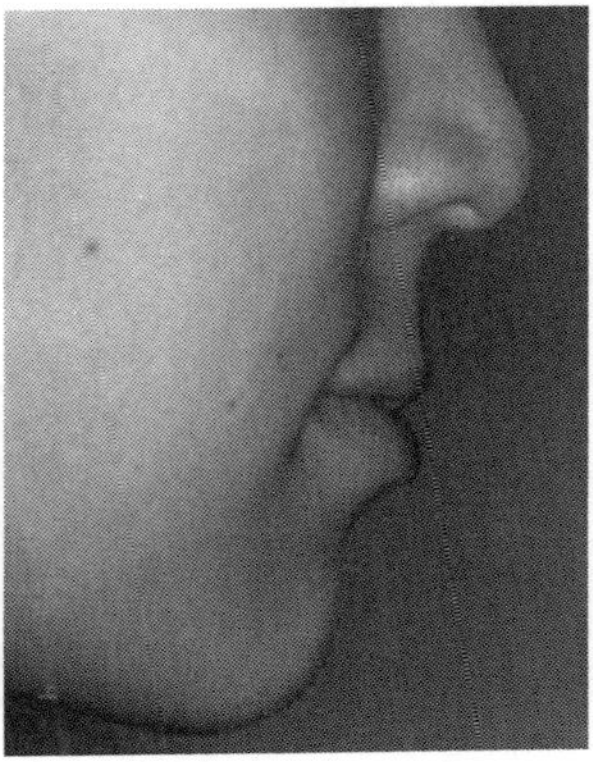

歯並びの治療では、歯とあごの大きさの不調和を改善するために、上下の第一小臼歯を二本ずつ、計四本を抜歯。治療は二年間、二〇歳のときに終了しました。前歯がかみ合わずに開いてしまう開咬合の治療で注意すべきは、ともすると治療後、あと戻りしてしまうリスクがあることです。

そのため、この女性は、あと戻りの原因となる舌を前に出す癖や、口呼吸などの口腔周囲筋の機能を改善して、矯正治療後の新たなかみ合わせに適応できるように、矯正治療後に筋機能のリハビリ（筋機能訓練）もあわせて行いました。幸いなことに、治療後四年たっても、あと戻りはありません。

こういった大人の矯正で、〝歯を抜かない〟あるいは〝インプラントで治す〟とうたった矯正をするクリニックがあります。このような小さいあごに、歯が入りきらずに乱ぐい歯になっているケースに対して、抜歯せず、歯を並べようとすると、必ずといっていいほど、歯は並んでも、前や外側に歯がカッパのように出てしまう〝カッパ矯正〟になってしまいます。正しいかみ合わせにもなりませんし、外見の美しさも得られません。

ケース⑤
上下の歯のセンターがずれている人でも

一三歳ですべて永久歯にはえかわったあとで、治療を行ったケース。「歯並びが悪く、上下の歯のセンターがずれているので、治したい」という要望がありました。顔と歯並びの特徴としては、下あご自体が左に曲がっているため、上下の歯並びのセンターがずれています（偏位咬合《へんいこうごう》）。歯並びに、多少ガタガタ（叢生《そうせい》）もありました。それよりも、上下の歯並びの左右のズレや、少し前に出た感じの口元の状態が問題となりました。

このように、歯並びが合っていないために、上下のセンターがずれてしまっているケースも、矯正ではよく行う対象です。こういったケースでは、かみ合わせもきちんとできていないことがほとんど。歯をキレイに並べて、上下のセンターを合わせるだけでなく、かみ合わせの治療も同時に行うのが、正しい矯正治療です。もちろん、見かけ上、歯を並べることも大事ですが、正しくものがかめるようにならなければ、本当の矯正治療とはいえません。

治療としては、上下左右の第一小臼歯四本を抜歯。その抜歯したスペースを有効に利用して、前に出ていた口元、上下の歯並びのセンターのズレ、歯並びのガタガタを改善。歯並びや口元の外見はもちろんのこと、きちんとしたかみ合わせができるように治療しました。

成長期で下あごが横にずれている人は、成長するにしたがって、よりズレが大きくなり、それにともなって上下歯並びのセンターのズレが大きくなっていくことがあります。このケースでは、開始時の年齢が一三歳（なお、一〇歳以下では判断するのがさらに難しくなります）で永久歯がはえ揃っていた（乳歯が混ざっている時期だと、判断も難しくなります）こと、顔の骨格の特徴が成長とともにさらにずれるタイプではなかったこと、家族に左右のズレのある人がいないことなどが十分検討されました。

その結果、将来、これ以上、下あごが横方向にずれることはないと予測されました。ここまで慎重に検討してから、治療目標と治療計画をたてて、矯正を開始するのが、矯正専門の医師なのです。

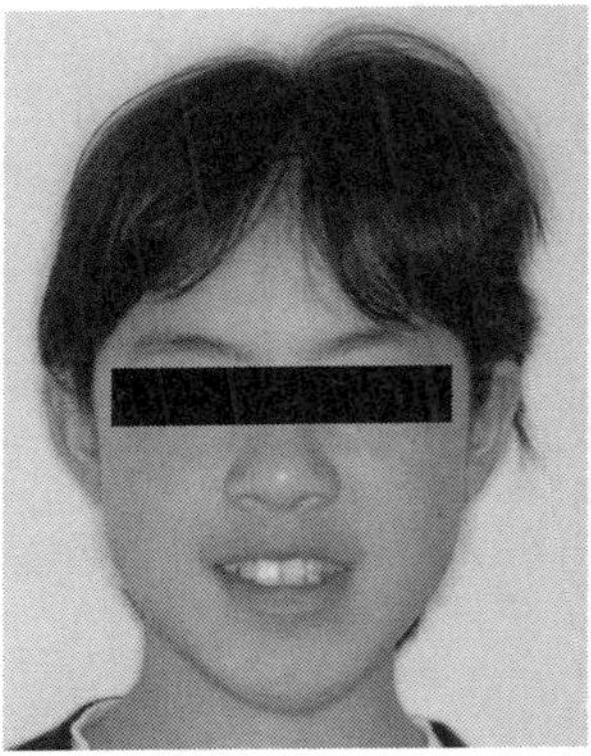

治療前

13歳7か月
下あご自体が左に曲がっているため、上下の歯並びのセンターがずれている。歯並びには、多少のガタガタがある。

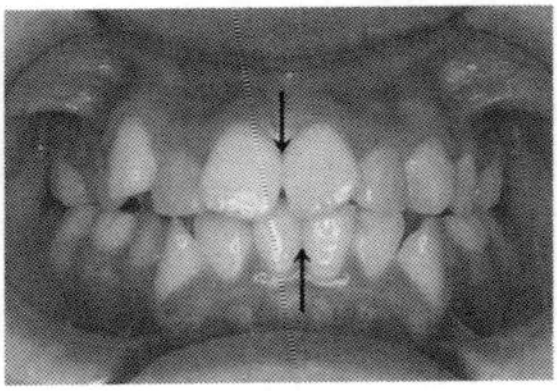

治療後

15歳11か月
2年1か月で治療終了。上下左右の第一小臼歯を抜歯。抜歯スペースを利用し歯のガタガタと口元と上下の歯並びのセンターのズレを改善。

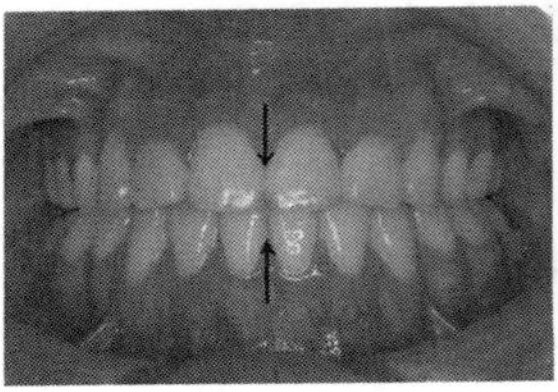

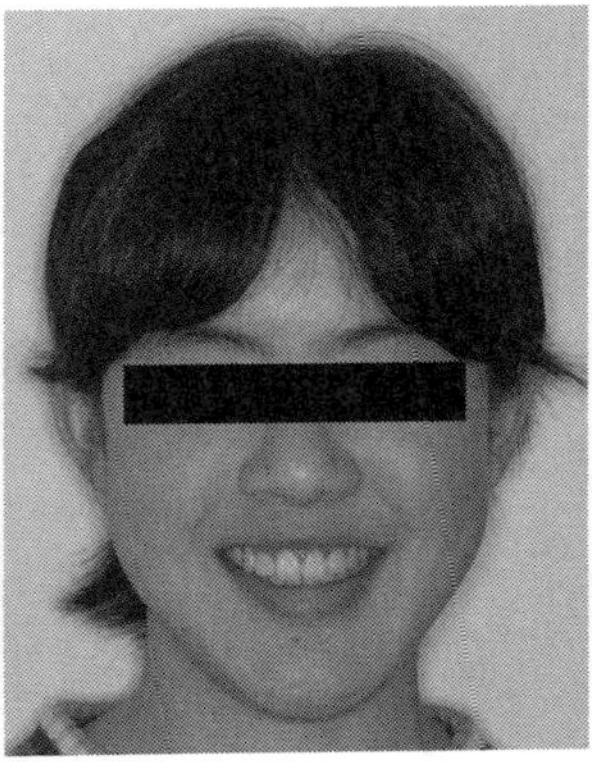

ケース⑥
こんなにキレイな女性でも矯正でさらに美しくなれる！

最後のケースは、「矯正する必要なんて、どこにあるの？」と思えるような女性のケースです。矯正治療は、〝美しい人をより美しくする〟審美的治療も兼ねているということを、よく理解していただけるのではないかと思いご紹介します。

歯科矯正は、キレイな歯並びと口元、そして、正しいかみ合わせ、この三つを目標にして治療をします。この三要素のなかでも、大人の女性の場合は、キレイな歯並びと美しい口元を望んでいる患者さんが多いのも事実です。もちろん、いうまでもないことですが、見かけだけキレイになればOKということはありません。食べる、話すという人間にとって重要な機能の改善は大前提です。この大前提に立って、やはり「口元をキレイにしたい」という審美的要素は、歯科矯正治療にとって欠かせない要素です。ひと昔前は、日本で歯科矯正といえば、子どもの治療が中心でした。ところが、最近は日本人も欧米人なみに、口元や歯並びに

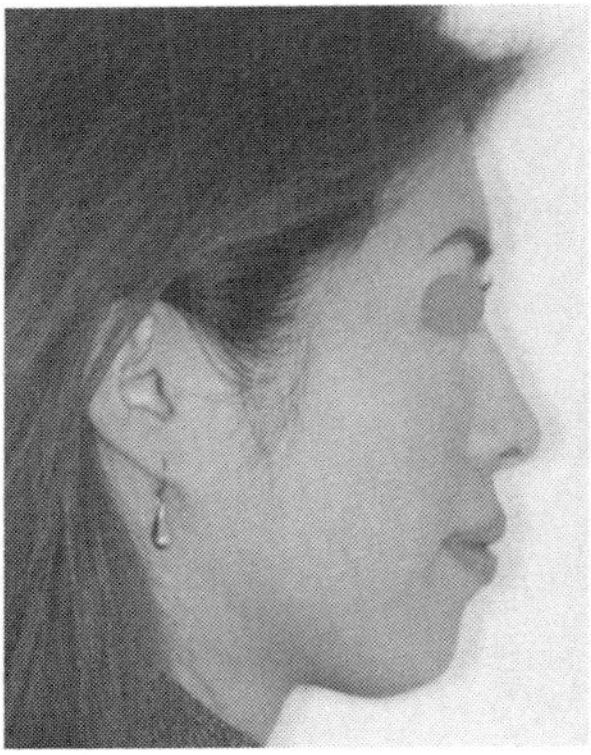

治療前

治療の必要はないくらい整った横顔だが、前歯が上下ともに若干、前に出ている。

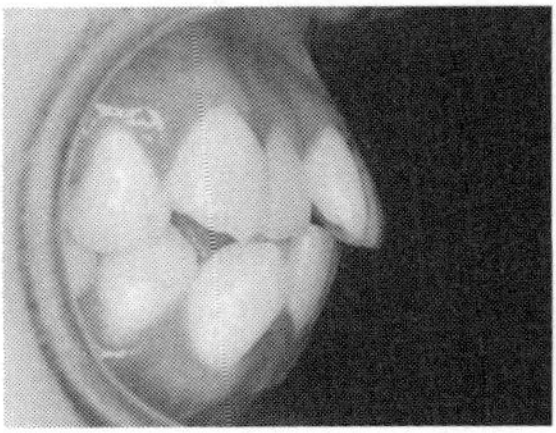

治療後

歯がキレイに並んだだけでなく、あごの形がシャープになり、口角もキリリとあがった。

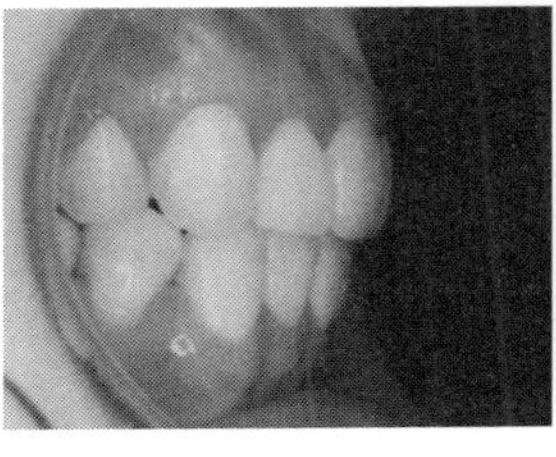

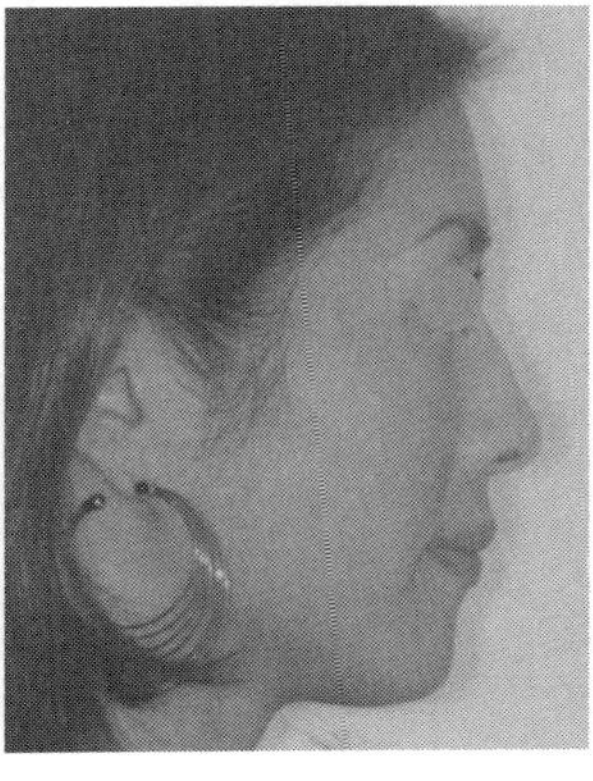

対する意識が高まったせいか、大人の歯科矯正が増えてきています。

　この女性の治療前の写真を見てください。治療前の横顔だけを見ると、ほとんど治療の必要がないように思えます。けれども歯並びを真横から見ると、前歯がいくらか前に出ているのがわかるでしょう。もちろん、なかには「この程度なら治療は必要ない」と考える人がいるかもしれません。でも、治療後の写真を見ると、「なるほど!」と思うのではないでしょうか。口の中の歯並びの変化でも一目瞭然ですが、横顔の美しさは治療前にくらべて数段上です。上唇と下唇のラインが美しく、あごの形がシャープになり口角まで上にあがっているのがわかります。治療は、上下の第一小臼歯を二本ずつ、合計四本抜歯。一般的に第一小臼歯四本を抜歯して前歯を下げる治療は二年半前後かかります。

　この女性は、治療前、歯並びやかみ合わせの悪さによって起こる、肩こりや頭痛などのつらい不調があったわけではありません。このように美意識の高い女性が、より美しくなろうとするのを助ける審美的要素の大きい治療も、歯科矯正の大切な役割なのです。

第六章

〝後悔しない〟歯科矯正治療のすべて

歯科医師とのコミュニケーションに役立つ歯の知識

矯正をする上で、知っておくと役立つのは、まず歯の名称です。歯科医師から、「第一小臼歯《きゅうし》を治療する必要がありますね」といわれ、「えっ、どの歯ですか?」と戸惑うことも多いでしょう。歯の名称がおおよそわかっていれば、医師とのコミュニケーションが楽になるし、ムダな時間が短縮できます。

ご存じのとおり、人間の歯は、乳歯から永久歯へと一度だけ、はえかわります。まず、乳歯は、生後六か月ころに下の前歯からはえ始め、だいたい二歳半ころまでに、上下左右二〇本がはえ揃います（P147、上の図）。

そして、永久歯は六〜七歳ころからはえ始めます。かみ合わせにとって重要な歯は、〝第一大臼歯〟（P147、下の図）。最も後方の乳歯のうしろにはえてくる、大きな奥歯です。この歯は「かみ合わせの鍵」と呼ばれる重要な歯です。その後、乳歯と永久歯がともに存在する時期（混合歯列）を経て、一二歳ころにはすべて永久歯へとかわります。

乳歯と永久歯がいっしょに存在する時期に行う矯正は、矯正専門の医師にとっても、とても難しい矯正となります。特に一〇歳以下で、永久歯がどうはえてくるかわからない時期は、かなりの知識と経験が必要です。未来を的確に予測しながら行う、まさに神業。一〇歳以下で行う場合は、永久歯で状態がかわる場合もあるわけですから、かなり慎重になって、なりすぎることはないと思います。これについては四章のケース⑥や七章のQ&Aでくわしくふれています。

歯はその形から、切歯《せっし》（前歯）、犬歯《けんし》、臼歯（奥歯）に分類されます。永久歯では上下左右にそれぞれ、切歯（前歯）が二本、犬歯が一本、小さな小臼歯（奥歯）二本と大きな大臼歯（奥歯）三本、合計三二本が存在します。

第三大臼歯がいわゆる「親知らず」といわれる歯で、生まれつきない人もめずらしくありません。また、あったとしても歯のはえる隙間が足りない場合が多く、歯の一部だけがはえた状態になっていることもよくあるといわれています。そのようなときには、虫歯や歯周炎を引き起こすことが多いため、抜歯の対象となります。

このなかで、歯科矯正をするときに、特に重要なのは〝犬歯〟です。歯の中で最も長い歯の根をもち、ものをかみ切るだけではなく、下あごを左右に動かしたときに、上下の犬歯のみが接触し、他の歯を守るという役割があります。そのために歯科矯正では、犬歯がきちんと働くことを考えて歯を動かします。

それなのに、なかには、他の歯を抜歯すれば済むのにもかかわらず、真っ先に大事な犬歯を抜歯して矯正を行おうとする歯科医師がいます。もちろん、犬歯の抜歯が必要不可欠な場合もありますが、「犬歯を抜歯する」といわれたら、「なぜ他の歯ではいけないのか」その理由をきちんと聞く必要があると思います。

日本歯科医師会の推進する八〇歳で二〇本の歯を残そうというプロジェクト（8020運動）において、実際に歯が二〇本以上残っているお年寄りのお口の中を調べたところ、ほとんどの人が、上の歯並びはキレイでした。裏を返せば、八重歯など犬歯の状態が悪い人は、八〇歳までに多くの歯を失っていたことがわかります。このことからも犬歯の重要性がわかります。

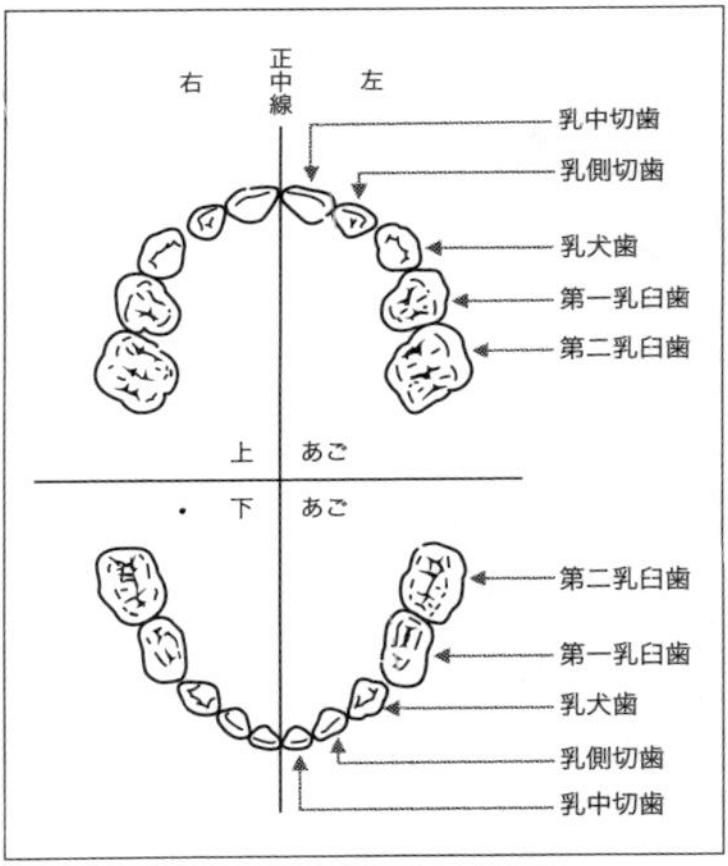

〈乳歯列〉
乳歯は生後6か月ころに下の前歯からはえ始め、2歳半ころまでに、上下10本ずつ合計20本がはえ揃う。

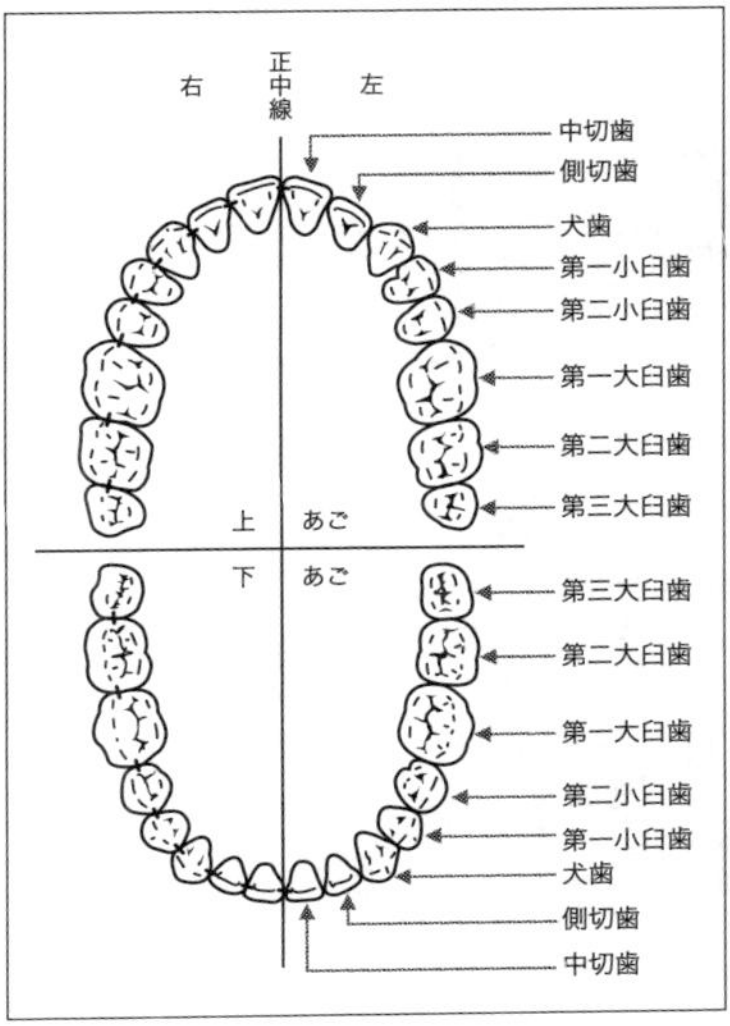

〈永久歯列〉
永久歯は6～7歳ころからはえ始め、12歳ころにはすべて永久歯にかわる。上下左右にそれぞれ、切歯（前歯）が2本、犬歯が1本、小さな小臼歯（奥歯）2本と大きな大臼歯（奥歯）3本で、合計32本。第三大臼歯は親知らずで、親知らずをのぞくと合計28本になる。

正しい矯正を行うために、最低限必要な矯正器具の知識

矯正に欠かせない器具を紹介します。ブラケット、ワイヤー、結紮線《けっさつせん》、口腔《こうくう》内ゴム、ヘッドギアが主な矯正器具です。これらの名称を知っておくと、治療過程で、素材や材料を選択する必要が出てくるときや、調整をするときなどに役立ちます。

Ⅰ　ブラケット

ブラケットは専用の接着剤で歯に貼りつけ、中央にあるスロットと呼ばれる溝にワイヤーを入れ、歯を矯正する力を歯に伝える役割をもつ器具です（写真①）。臼歯（奥歯）では、バンド（写真②）と呼ばれるリング状の金具にブラケットをつけて歯に取りつけます。ブラケットは金属製（写真③）と非金属製があり、非金属製は、セラミック（写真④）やプラスチック、ジルコニア（写真⑤）などの素材があります。現状では金属製ブラケットが小さく丈夫で、早く歯が動き、正確で精度の高い治療が行えます。目

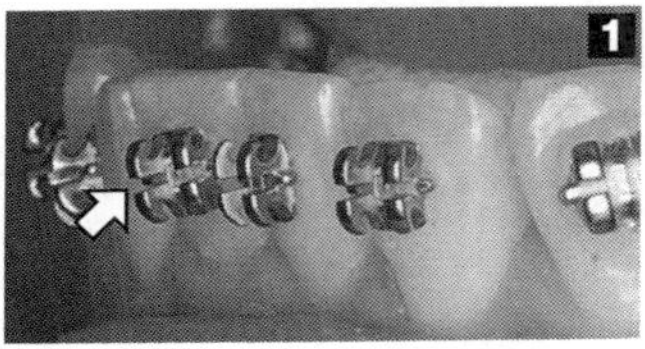

〈ブラケット〉
矢印で示した部分がスロットで、ここにワイヤーが入る。

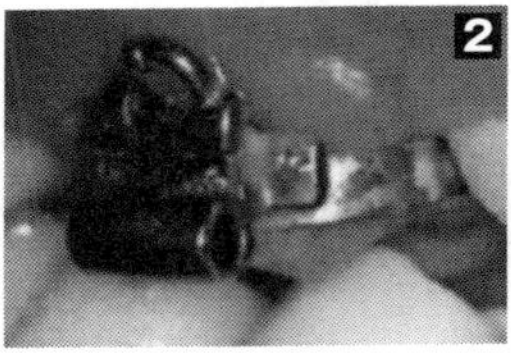

〈奥歯につけるバンド〉
奥歯の場合は、バンド（リング状の金具）を使ってブラケットを歯に取りつける。

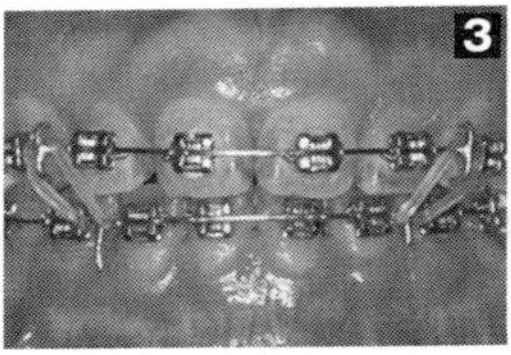

〈金属製ブラケット〉
現状では金属製ブラケットが最も小さく丈夫。目立つのがイヤという人もいるが、最近では、矯正治療を意識の高さと考え、金属製をイヤがらない人が増えてきている。

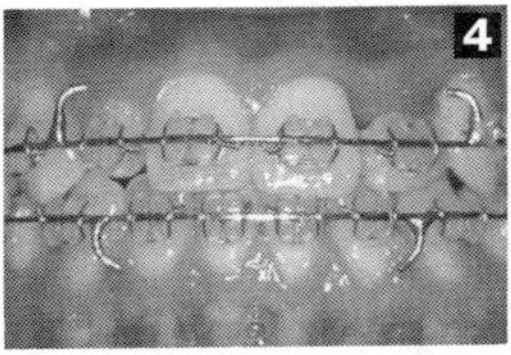

〈セラミックのブラケット〉
目立つのがイヤな人は、セラミックなどを選択する場合もあるが、金属より機能的に劣り費用もかかる。

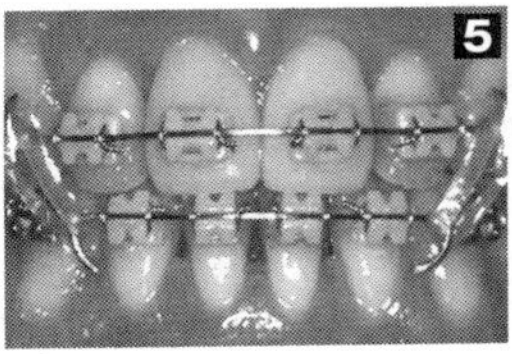

〈ジルコニアのブラケット〉
これも目立つのがイヤという人に。使っているクリニックが限られている。強度はセラミックよりある。費用はセラミックと同程度。

立つのがイヤな人は、セラミックなどを選択する場合もありますが、機能的に金属より劣り費用もかかります。

2　ワイヤー

矯正治療は、主にこのワイヤーの力で歯を動かします。ワイヤーの種類には、断面の丸い〝ラウンドワイヤー〟と長方形の〝レクタンギュラーワイヤー〟があります。それぞれ各種の太さがあり、歯の動かし方に応じて使い分けます。

3　結紮線（けっさつせん）

スロットに入ったワイヤーをブラケットと結びつけるために使う細長い針金です。ワイヤーとブラケットが結紮線によって結びつけられて、初めて歯に力がかかります。結び終わり、余った結紮線は切り取りますが、ブラケットに残った結び目は折り曲げて頬や歯茎にあたらないようにします（P152、上の写真）。

結紮線のかわりに小さなゴムリングを使用する場合もありますが、ゴムリングは、結紮線にくらべて結びつける力が弱く、ワイヤーとの摩擦が大きいことから歯の動きが悪くなり、口の中では劣化するという欠点があります。やはり、細い針金の結紮線を使う

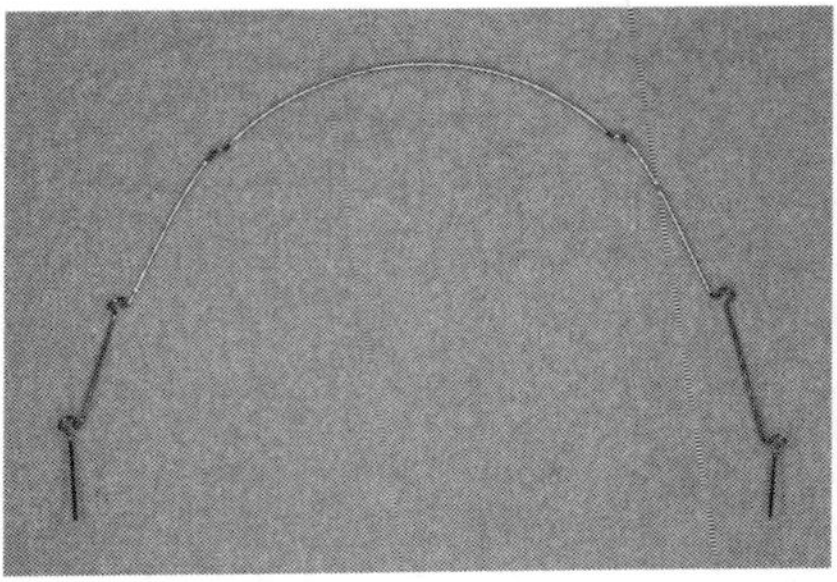

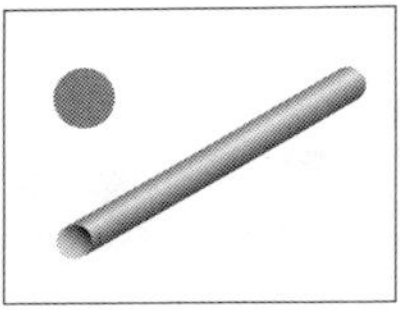

断面の丸い“ラウンドワイヤー”。左はその断面図。

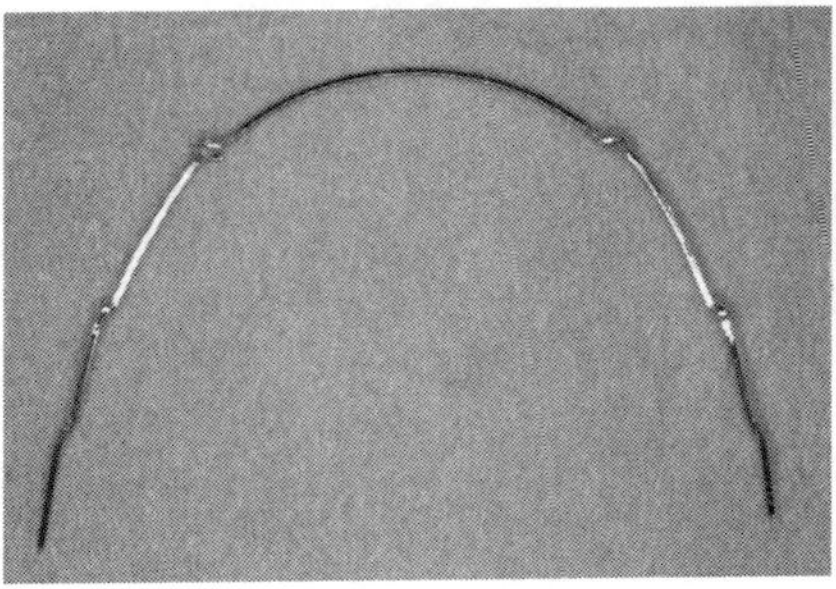

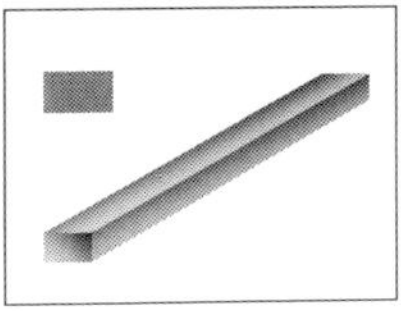

断面が長方形の“レクタンギュラーワイヤー”。右はその断面図。

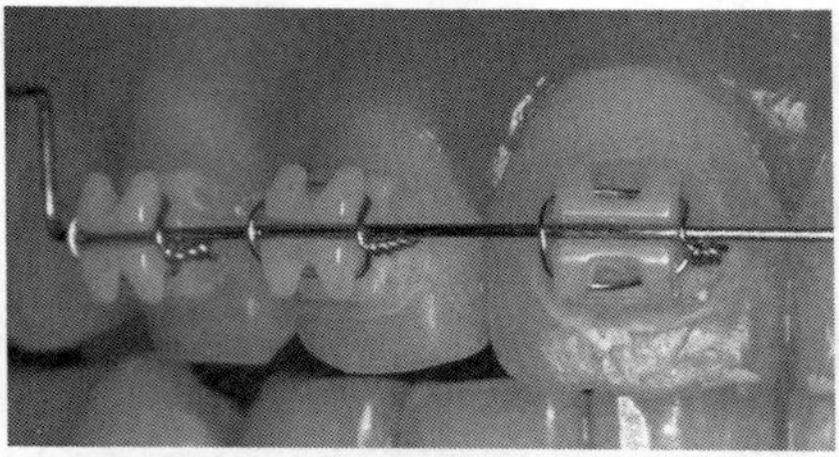

ワイヤーとブラケットを結紮線で結んだところ。ワイヤーとブラケットを結紮線で結びつけることで、初めて歯に力がかかる。

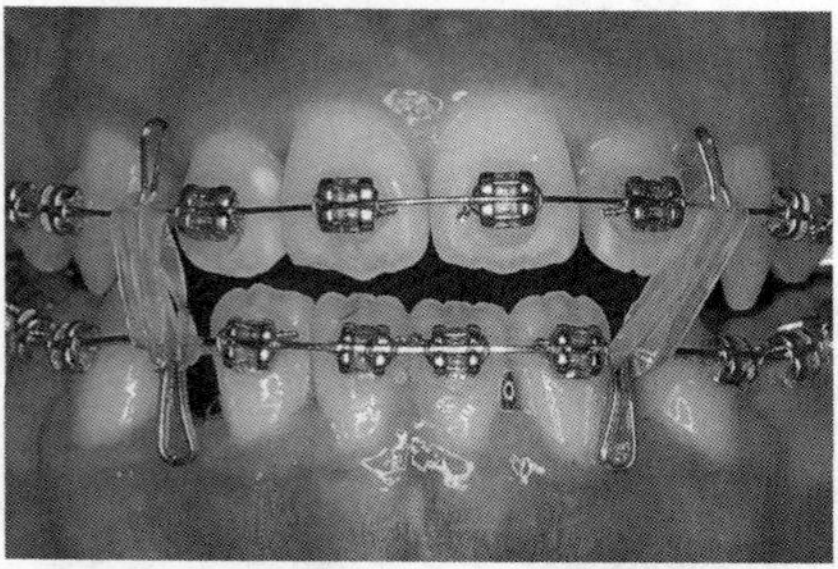

口腔内ゴムをかけたところ。ゴムの使用を怠けると、治療がうまくすすまない。

ほうがよいでしょう。

4　口腔内ゴム

上下のかみ合わせをよくするために使います。

矯正治療は、上下の歯をキレイに並べるだけではなく、その歯がきちんと適正な位置でかみ合う状態にするのが目的です。そのために、かみ合わせのズレに応じて、取りはずしの可能なゴムを上下のワイヤーにかけ、ズレを補正します（P152、下の写真）。

これは、主治医の説明を聞いて、患者が自分でかけます。ゴムの使用を怠けると、治療がうまくすすみません。

5　ヘッドギア

上の奥歯が前にこないようにするために使います。上の前歯が出ている人の治療に使うことが多い装置です。矯正で、前歯（切歯）をうしろへさげるときには、奥歯（臼歯）を支えにして前歯を後方へ引っ張ります。

ところが、歯は前方に移動しやすい性質があるのです。前歯と奥歯で引っ張り合いをすると、奥歯がかなり前に移動してしまいます。そこで、十分に前歯をさげたいときには、奥歯が前方にこないように、ヘッドギアを使って、奥歯にうしろ方向への力を加えるようにします（P155）。

ヘッドギアは、一日に九時間から一二時間の使用が必要です。そのため、睡眠中を中心に使用することが一般的ですが、着脱式のために患者本人が協力してきちんと行うかどうかによって効果が大きく異なります。また、成長期の子どもに使用すると、成長によって上あごの骨が前に出てしまう動きを抑える効果が、あわせて期待できます。

6 インプラント

インプラント矯正とは、金属の人工の歯根（インプラント）をあごの骨に埋め込み、そこを支点に歯を移動させる方法です。固定効果はヘッドギアよりも強力なので、埋入するインプラントの種類と歯列の状態によっては、さらに奥歯をうしろに下げることも可能。ヘッドギアのように、毎日つけはずしするわずらわしさがなくなります。けれども、外科的な処置が必要で、処置の後、数日間顔が腫《は》れることがあります。

また、骨の状態に問題がある場合や、歯磨きが不十分で歯肉に炎症が生じている場合には、インプラント自体が脱落することもあるため行えません。成長期はインプラントを入れた骨自体が成長し変化をするので、子どもには原則的に使用できません。

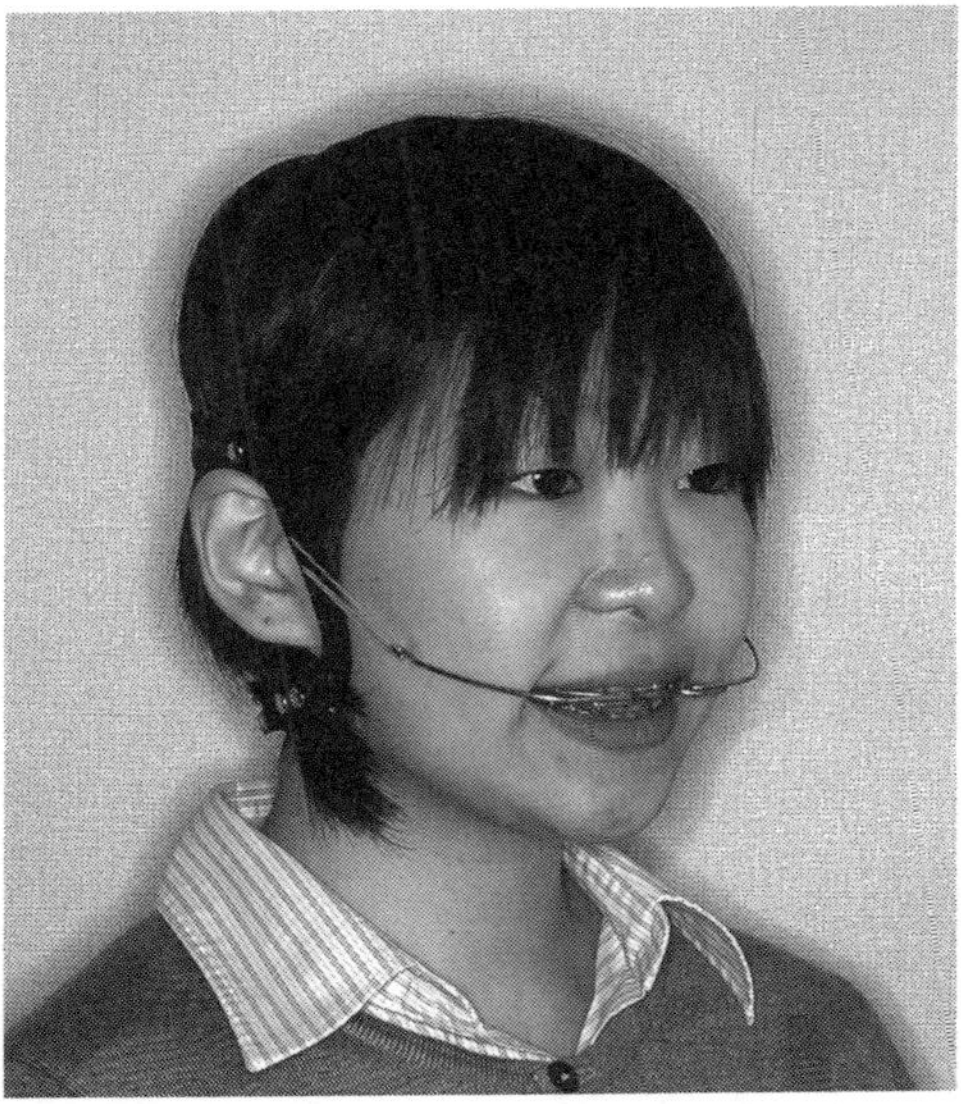

〈ヘッドギア〉
前歯を十分さげたいときに、奥歯が前方にこないようにヘッドギアを使って、奥歯にうしろ方向への力を加える。ヘッドギアは、１日に９時間から12時間の使用が必要で、睡眠時間を中心に使用することが一般的。

正しい歯科矯正のプロセスはこうなります——スタートから終了まで

信頼のおける歯科矯正専門の医師なら、次のような流れで矯正治療をすすめます。

Ⅰ 初診で行うこと（検査で資料を作成）

医師は患者のいちばん気になる点を聞いて、顔立ちと歯並びから、簡単に矯正治療について説明します。さらにくわしい状態を調べるために、以下の資料を作成します。

①　顔面写真／特に口元を中心に撮影を行います。
②　口腔内写真／歯肉の状態や歯の色調などを記録します。
③　口腔内模型／上下歯列（歯並び）や、かみ合わせの状態を記録します。
④　横顔のレントゲン（セファロ）／上下のあごの状態（位置や大きさ）を調べます。
⑤　歯のレントゲン（パントモ）／上下の歯の数や発育状態、歯根の位置、長さや傾き、歯槽骨《しそうこつ》（歯の根を支えるあごの部分の骨）の状態などを調べます。
歯根の状態や顎関節《がくかんせつ》（あごの関節）の状態を調べるために、追加のレントゲン撮影や

正しい歯科矯正のプロセス

1 初診で行うこと（検査で資料を作成）

▼

2 診断（検査から数週間後）

▼

3 抜歯依頼（必要に応じて）

▼

4 矯正装置を装着する前準備

▼

5 治療開始　矯正装置の装着

▼

6 動的矯正治療

▼

7 動的矯正治療の終了から保定治療へ

▼

8 保定治療

▼

9 矯正治療の終了

その他の検査を行う場合もあります。

2　診断（検査から数週間後）

矯正治療は、元に戻す医療ではなく、新しい状態にかえる医療です。お手本となる元の状態がないために、検査で作成した資料をもとに、現在の状態をしっかりと把握し、ひとりひとりに適した治療目標を設定し、どうしたら治療目標の状態にかえることができるかを歯科医師は判断します。その上で患者は、治療期間や治療費用、装置の種類、ヘッドギアやゴムの使用、治療の注意事項や治療後に生じる変化などについて説明を聞き、納得してから治療を開始します。

3　抜歯依頼（必要に応じて）

正しい矯正治療のために、抜歯をすることがあります。その場合は通常、矯正専門の医師は一般歯科あての紹介状を出し、指定した歯を抜歯してもらいます。また、虫歯や歯周病がある場合も一般歯科で治療します。例外はありますが、本来、矯正専門の医師は抜歯はもちろん、虫歯や歯周病治療はしないものです。

4　矯正装置を装着する前準備

大きな力がかかる奥歯（臼歯）は、装置がはずれやすいため、一般的にバンドと呼ばれる金属のリングにブラケットをつけたものを歯にはめます。奥歯は、隣の歯とピッタリとくっついているため、矯正治療の前準備として、小さなゴムリングを数日の間、歯と歯の間に入れて、バンドを入れる隙間をつくります。

5　治療開始　矯正装置の装着

抜歯後の歯茎の状態に問題がなければ、いよいよ治療開始です。専用の接着剤で歯にブラケットを貼りつけますが、その前に接着性を高めるために、薬剤で酸処理を行い、歯の表面に細かな凹凸をつくります。肉眼ではその部分が白く見えますが、この凹凸は治療後にしっかり歯磨きをすることで元の状態に戻りますから、心配は無用です。また、奥歯（臼歯）は、歯科用のセメントでバンドをしっかりと固定します。歯に矯正装置がついたら、ワイヤーをブラケットのスロットに入れ、結紮線《けっさつせん》で固定していきます。

6　動的矯正治療の通院間隔と治療期間

通常三〜四週間に一度通院して、ワイヤーの調節や交換を行います。この通院間隔は、矯正力に体が反応するために必要な時間と関係があるため、通院間隔を短縮しても、必ずしも早く治療がすすむわけではありません。

矯正力を加えたときの体の反応を簡単に説明します。ワイヤーを入れると、その力がブラケットから歯に、そして歯根に伝わり、歯根膜《しこんまく》（歯根の周囲にあるクッションの役割をする組織で〇・二〜〇・四㎜程度の厚み）が変形を起こします。すると、歯槽骨《しそうこつ》（歯の根を支えるあごの骨）から破骨細胞《はこつさいぼう》という細胞があらわれ、歯根膜が圧迫されている側の骨を吸収します。また、歯根膜が引っ張られたほうの歯槽骨の表面には、骨芽細胞《こつがさいぼう》という細胞があらわれて、新しい骨をつくります。その結果として歯は移動するのです。

どんな装置を使っても、どんなに技術が優れていても、この生体反応はかわりません。装置や技術によって治療期間が大幅に短縮することはありません。一般的に歯を抜く治療で二〜三年、歯を抜かない場合は一〜三年の治療期間が必要。ケースによって多少ズレはありますが、極端に短い治療、逆に長い治療は理由を医師に尋ねてみましょう。

7　動的矯正治療の終了から保定治療へ

目標とする歯並びとかみ合わせ、そして口元になったら、いよいよ矯正装置を除去するときです。けれども動かした歯はまだまだ不安定な状態。そこで、動かした期間とほぼ同じだけの期間、〝保定《ほてい》治療〟という矯正した歯の状態をとどめておく治療が必要になります。これに対しそれまで歯を動かしていた時期の治療を〝動的治療〟といいます。

8 保定治療

一般的な保定治療は、上の歯に取りはずしができる装置（リテーナー）を入れ、下の前歯の裏側に細いワイヤーを貼りつけて行います。後日、初診時と同様に資料を作成し、治療の評価と説明を行います（資料は装置除去日と同日に作成する場合も）。保定治療は、基本的に通院間隔は三〜六か月に一回程度。通院時には、口腔内チェックとともにリテーナーの調整を行います。ちなみに、リテーナーの使用を怠ったり、壊れた状態を放置すると、歯並びやかみ合わせのズレが再発することがあります。その際には、ブラケットをつけ直し、再治療となる場合もありますので保定治療はしっかり行いましょう。

9 矯正治療の終了

通常二年から二年半の保定治療期間を経たあと、保定装置をはずし歯科医師は最後の資料を作成。それをもとに、最後の治療評価と今後の注意事項の説明を受けて終了になります。以降、通常のデンタルケアはかかりつけの一般歯科医師のもとで行います。

矯正中、虫歯や歯肉の腫れを防ぐための〝歯磨き法〟

矯正装置の入っているときの口の中は、通常のときより、数倍も汚れやすい状態になっています。矯正中に虫歯にしない、歯肉が腫れて歯周病にならないようにするためにも、歯磨きをていねいにすることが大事です。

矯正時に使う歯ブラシは、通常の歯ブラシに加え、歯間ブラシ、インタースペースブラシ（歯と歯の間や矯正装置の間などを磨く）、デンタルフロスなどから、使いやすいものを選んでください（P164、上の写真）。また、電動歯ブラシも有効です。矯正医師からも説明があります。歯ブラシは磨く場所によって、持ちやすいように持ちかえて使います（P164、中と下の写真）。では、実際の磨き方のコツをご紹介しましょう。

I　歯にはさまっている食べ物のカスを取り出す

歯ブラシを縦にして、下（下の歯の場合は上）に引くように磨きます。歯肉は縦方向の力に強いので、強くかき出しましょう（P164、写真1）。

2 〝歯と歯肉の境い目〟と〝ワイヤーの下〟をていねいに

汚れがたまりやすいのは、〝歯と歯肉の境い目〟と〝ワイヤーの下〟です。歯と歯肉の境い目は、そこに歯ブラシの毛先を四五度の角度で押しつけ、毛先を動かさず小刻みに振動させるようにします（P164、写真②）。ワイヤーの下を磨く場合は、歯ブラシの前三分の一の毛先をワイヤーの下に入れ、細かく三〇回くらい動かします（P164、写真③）。歯ブラシの方向は、縦、横、斜め、やりやすい方向でOKです。歯ブラシではうまく磨けない場合、歯間ブラシの毛先をワイヤーの下に入れて、縦に動かすとうまくいきます（P165、写真④）。

3 装置もピカピカに

矯正装置も汚れてくるので、ていねいに磨きましょう。横磨きでキレイになります（P165、写真⑤）。

4 奥歯や歯の裏側も忘れずに

奥歯は横磨きをします（P165、写真⑥⑦）。上の歯の裏側は下に向けてかき出します（P165、写真⑧）。下の歯の裏側は上に向かってかき出します（P165、写真⑨）。

矯正中の歯磨き法

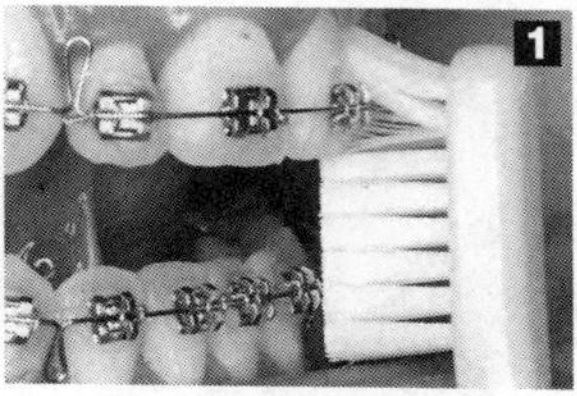

歯にはさまっている食べ物のカスを取り出す。歯ブラシを縦にして、下（下の歯の場合は上）に引くように磨く。

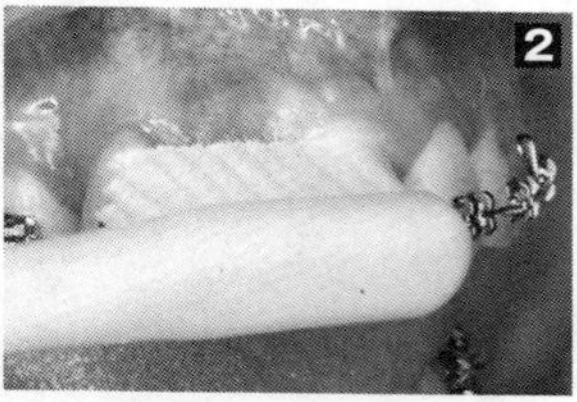

歯と歯肉の境い目に毛先を45度の角度で押しつけ振動させる。

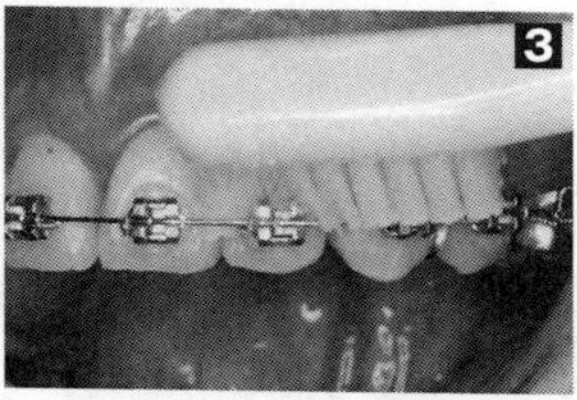

歯ブラシの前3分の1の毛先をワイヤーの下に入れ、細かく動かす。

道具と持ち方

通常の歯ブラシに加え、歯間ブラシ、インタースペースブラシ、デンタルフロスなどから使いやすいものを選ぶ。

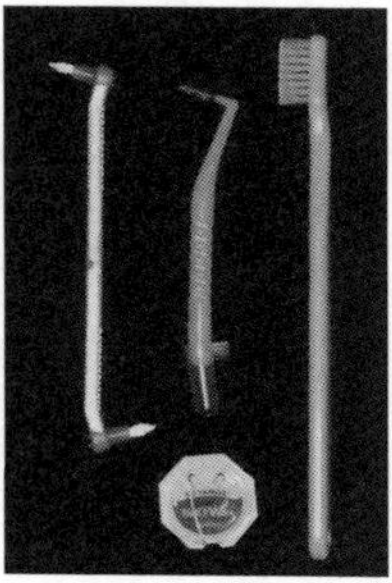

歯ブラシは磨く場所によって、持ちやすいように持ちかえて使う。

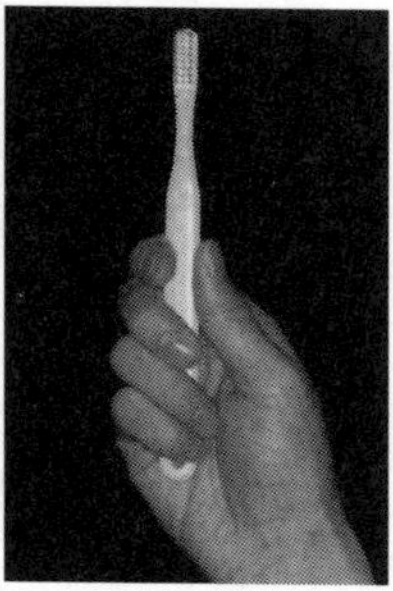

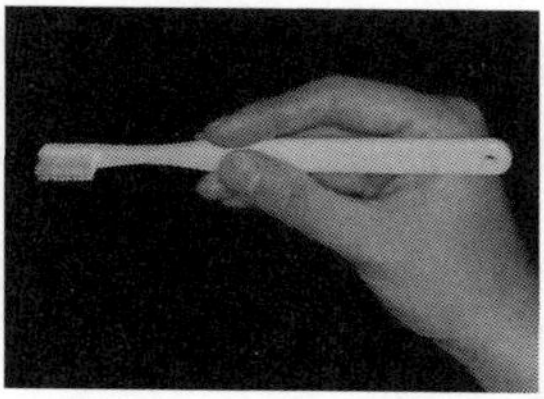

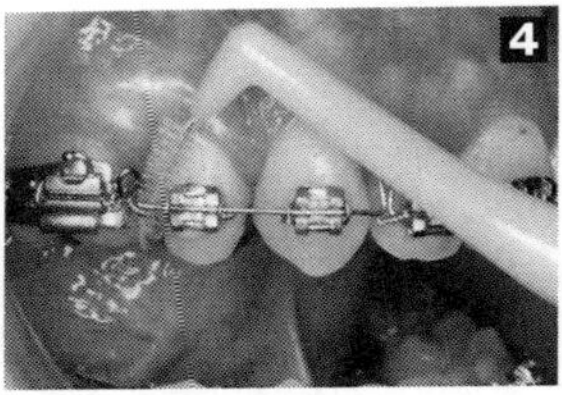

歯間ブラシの毛先をワイヤーの下に入れて、縦に動かす。

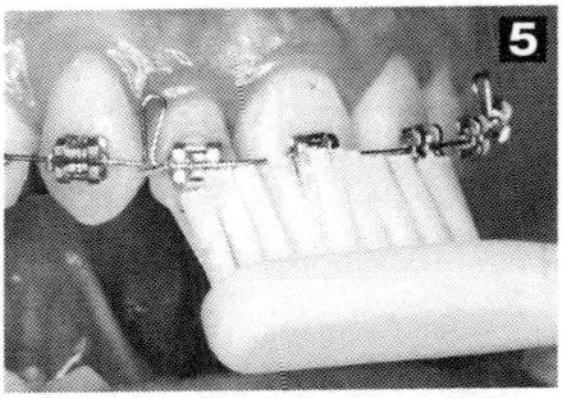

矯正装置も汚れてくる。ていねいに横磨きで。

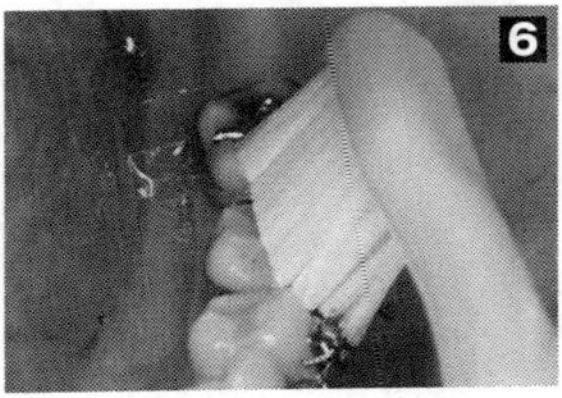

奥歯は、横磨きをする。

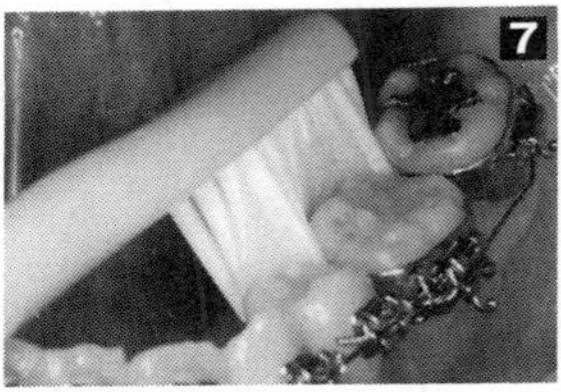

奥歯の裏側も、磨き残しなく。

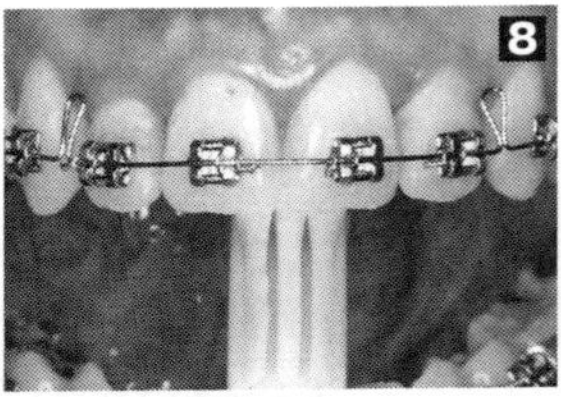

上の歯の裏側は、下に向けかき出す。

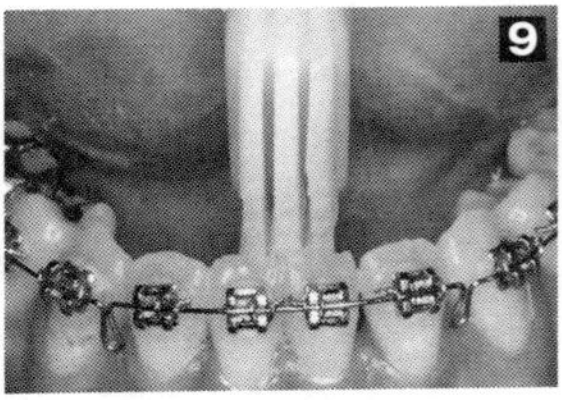

下の歯の裏側は、上に向けてかき出す。

歯磨き上手になるための確認ポイント

1　歯を磨く順番を決めて磨くと、磨き忘れがなくなります。

2　鏡（手鏡でもOK）を見て、汚れが落ちているかを確認します。

3　学校や職場でも食事のあとは、歯を磨く習慣を。

4　一日一回でもいいので、一〇～二〇分かけてていねいに磨く時間をとりましょう。

5　歯ブラシは毛先が開いたら、新しい歯ブラシと交換します。正面から見て、毛先がはみ出していたら交換の時期です。

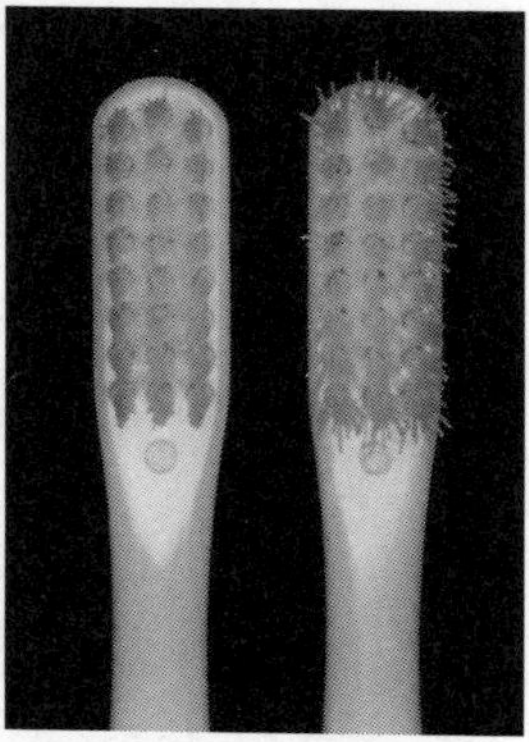

歯ブラシは毛先がはみ出したら(右)、交換の時期。

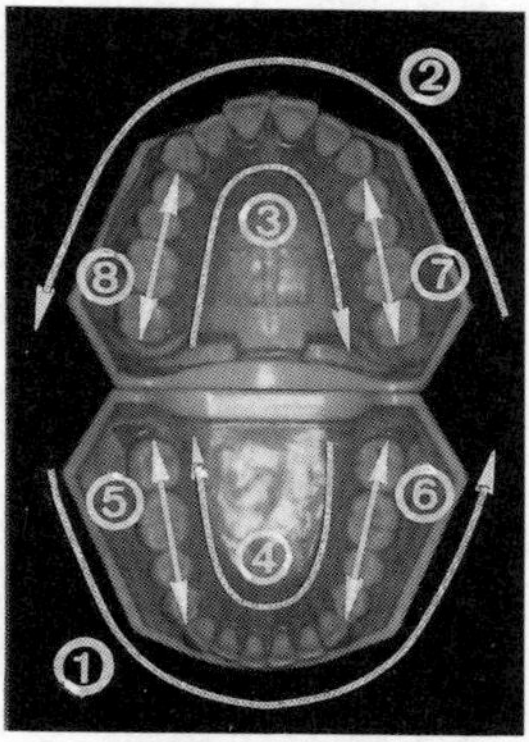

①から⑧まで歯を磨く順序を決めて行うと、磨き忘れがなくなる。

第七章

歯科矯正治療の不安に答えるQ＆A

Q 歯科矯正は何歳から行えますか？
ベストなのは何歳ですか？
また、何歳くらいまで可能ですか？

A 早く始めれば早く終わる、という考え方には根拠がありません。
一般的には永久歯がはえ揃った一二歳以降がベスト

子どもの矯正をいつ始めればよいのかは、症状によって異なりますし、非常に難しい問題だといわれています。信頼のおける矯正専門の医師に相談するのがベスト。ここでは、あくまでも目安として紹介します。

例えば、小学校低学年（六〜八歳）で〝機能的な問題〟があって、放っておけば歯やあごの発育に悪影響を及ぼす可能性が高いケースは、永久歯の前歯がはえる六〜八歳ころが治療開始に最適といわれています。〝機能的な問題〟とは、主に受け口、上下の歯が交叉している、前歯が極端に回転している、などのケースです。

けれども一方で、この時期は、成長、発育の幅が大きいため、将来の予測が非常に難しい時期でもあります。ですから、経験豊富な矯正専門の医師でも、早期の矯正治療を適確に行うことは、じつは大変難しいことなのです。

早く始めれば早く終わる、あるいはよく治るという考え方は、全く根拠がなく、むしろ不必要な早期治療が数多く行われているのが、現状です。仮に、ただ単に、歯がデコボコしているようなケースであれば、すべての永久歯がはえ揃った一二歳ころ以降に始めるのがベストです。

矯正の治療は、年単位の時間がかかることと、その間に患者側の協力が必要なことから、肉体面だけでなく、精神的な条件も治療結果に大きくかかわります。そう考えると、精神的に不安定な思春期とは異なり、二〇代、三〇代以降の大人になってからの矯正は、本人の意思で、本人のお金で行うため、意識が高く、満足度も高いのはいうまでもないことです。期間が多少長くなり、料金が多少かかるなど、デメリットが全くないわけではありませんが…。

「何歳まで可能?」については、歯と歯周組織さえ健康であれば、六〇歳、七〇歳でも治療可能です。

Q 矯正の治療期間はどのくらいかかるのでしょうか？

A 個人差がありますが、一〇代なら二年前後、三〇代、四〇代ならプラス半年以上かかります

子ども時代に行う部分的な早期治療（乳歯と永久歯が混在している時期）と、すべて永久歯になってからの治療では異なります。まず、前者の子ども時代の早期治療の場合は、一般的に六～一八か月くらいが目安となります。前歯だけの部分的な治療は、六～一二か月程度の短期間で終わりますが、成長を利用しコントロールして、上下のあごの関係をかえたり、上下のかみ合わせなどを治療するとなると、一八か月近い時間を要する場合があります。また、早期治療の多くは、再度の治療が必要になることを知っておきましょう。日本人の多くは永久歯の歯並びが完成するにしたがって、乱ぐい歯になることが多いので、早期治療だけで終わることはまれです。多くの場合、永久歯の歯並びが完成したあとに、再治療が必要になります。

次に、永久歯がはえ揃ってから始める矯正治療は、二年前後の治療期間になることが一般的ですが、歯の移動するスピードには個人差がありますので、患者側の状況によって、一年半～三年程度の幅があります。でも、通常のケースなら、半年という短期間で終わるとか、五年も六年もかかるということは、まずありません。その場合は主治医に理由を聞いてみましょう。また、大人になると、歯の移動にともなう骨の吸収や再生などの反応が遅くなる傾向があるので多少時間がかかります。例えば、一〇代の平均が二年とすると、三〇代、四〇代では、プラス半年以上の差が出るのが一般的です。

さらに、矯正治療（矯正装置による歯の移動）が終わったあとに、あと戻りを防ぐために〝保定《ほてい》装置〟を使う治療を行う必要があります。その期間は、プラス二～三年程度です。

特殊な場合は、さらに数年の治療期間が必要なこともありますが、経験の豊富な矯正専門の医師なら、検査後の初回診断時に、治療計画と治療期間の予定をきちんと説明します。予測の範囲を超えて治療が長引く場合には、治療途中にもきちんと説明をします。そして、最初に説明を受けた治療期間より長くかかってしまう場合でも、治療費はかわらないことがほとんどです。納得できる説明がなく、治療を長引かせて、治療費をその分上乗せして請求するようなクリニックは注意が必要です。

Q 費用はいくらくらいかかるのですか？健康保険はきかないのでしょうか？

A 永久歯になってからの治療はおよそ七〇万～一五〇万円くらいです

矯正治療は、口唇《こうしん》・口蓋裂《こうがいれつ》や顎変形症《がくへんけいしょう》のように外科手術を要するような特殊な場合以外は、健康保険がききません。基本的に自由診療（自費診療）ですので、治療費も一定ではありません。費用が一律でないのは、治療期間、治療法、装置の種類、それだけでなく、クリニックがあるところの地価やビルのテナント料などが同じでないことも一因です。ですから、一般的に都市部（東京など）では、地方より高額になります。

矯正料金の目安は、子ども時代の早期治療（乳歯と永久歯が混在している時期）の総額が二〇万～五〇万円、すべてが永久歯になってからの矯正治療の総額は、七〇万～一五〇万円くらいです。しかし二〇代以降は、歯の動くスピードが遅くなることが多いため、全体の治療期間が長くなり、費用も一～三割程度、高くなる傾向があります。

治療費は、とても大切なこと。あとでイヤな思いをしないように、診断時にあらかじめ、治療終了までの必要な全治療費と支払い条件をはっきり知らせてくれるクリニックを選ぶようにしてください。また、転居する場合の条件についても聞いておきましょう。先払いの場合、費用を精算して一部返してもらえるか、転居後のクリニックを紹介してもらえるかなどは、押さえておきたいポイントです。それができないクリニックは、治療計画がたてられず、行きあたりばったりの治療をしていると考えて、他のクリニックを選んだほうがいいでしょう。

Q 矯正治療は痛くないのですか？痛みがあるとすれば、どんなときにどのように痛むのですか？

A 鎮痛剤を飲むほどの痛みは、まずありません

矯正治療で歯を移動するときには、多くの場合が痛みをともないます。けれども、治療期間中、痛みがずっと続くわけではありません。痛みは、矯正装置を装着した翌日くらいから三日程度がピーク。その後は徐々に治まります。

あとは、一か月後に装置を再調整すると、また二～三日痛みが出ます。でも、通常、治療がすすむにつれて、痛みの程度や期間は減っていきます。

痛みは、歯が浮いたような鈍い痛みで、主に上下の歯が接触したとき、ものを食べるときに痛むことが多いようです。この痛みには、年齢差と個人差があります。特に、個人差が非常に大きいといわれています。「一日だけ少し歯が浮いたような気がした」という程度の人から、「一週間近く痛みを感じ続けて、二日間ほどは豆腐をかむのも痛かった」という人もいます。年齢でいえば、一般的に年齢が高くなるほど、痛みを訴える人は増えてきます。小学校の低学年だと、ほとんど痛みを訴えることがないか、なかには全く痛みを訴えない子どももいます。

矯正治療の始めは、やわらかめの食べ物を小さく切って食べるように説明されます。けれども、痛み止めを飲むほど痛がる人は、それほど多くはありません。また、痛いから治療を中断したいというケースはないといいますから、心配しないでください。

Q 虫歯や歯周病になっていたり、差し歯やブリッジが多いと矯正はできないのでしょうか？

A 虫歯や歯周病の治療を終わらせてから、矯正治療を行います

矯正治療を始める前には、まず歯の模型や写真、それに歯と横顔のレントゲンなどを撮って、診断し治療方針を決定します。その際、虫歯や歯周病にかかっている歯がある場合は、かかりつけの一般歯科クリニックに依頼して、虫歯や歯周病の治療を終わらせてから、矯正治療を開始することになります。虫歯や歯周病も程度がありますが、矯正治療前にきちんと治療が終われば、矯正治療ができないことはまずありません。

差し歯でも、形がアンバランスだったり、根の部分に病気があるような特別なことがない限り、そのままで矯正治療ができます。ただし、治療後に歯茎の状態がかわってくることがあったり、また、他の歯との色調の不調和など、見かけの審美的なところが気になる場合には、治療後につくりかえる必要が出ることが多々あるといいます。それは、矯正で歯がキレイになると、それまで気にならなかったところが気になりだし、さらにキレイにしたいという前向きな気持ちになるためのようです。

また、ブリッジの場合は、矯正治療を行うにあたって、ほとんどの場合、歯を個々に切り離すことになりますので、矯正治療終了後につくり直す必要が生じます。

Q 矯正後、時間がたつと歯並びが元に戻ってしまうことはないのでしょうか？

A あと戻りには三つのパターンがあります

矯正治療では、いわゆる〝あと戻り〟がよく問題になります。〝あと戻り〟とひと口にいっても、言葉の意味は曖昧で、大別すると三通りのパターンがあります。

そのひとつは、歯科医師側に問題がある場合です。歯科医師が矯正の正しい教育を受けていないため、患者の成長、発育を予測する能力に欠けていて、かみ合わせや歯並びが悪い原因を読みとる能力がないために〝あと戻り〟が起こるパターンです。歯科医師全員が矯正の勉強をしているというわけではないのです。こういったことは、じつによく聞きますので、正しい矯正治療を行う専門の医師を選ぶことは、非常に大切です。

ふたつ目は、適切な処置をしたにもかかわらず、医療で避けることのできない不可抗力的な〝あと戻り〟です。どのようなケースや症状が〝あと戻り〟しやすいかは、経験豊富な矯正専門の医師であれば、ある程度はわかっているはずです。そういう歯科医師であれば、あと戻りしやすいことを、治療開始前にくわしく説明してくれます。

三つ目は、患者側が保定装置の使用を怠ったり、壊れた状態を放置したままにしたことで生じるケースです。要は、患者側の責任。

いずれにしても、経験豊富な矯正専門の歯科医師であれば、きちんと説明を行った上で、状況に応じた対応が可能です。気になることが生じたときには、まずは主治医に相談してみましょう。納得できる答えや説明が得られない場合は、他の矯正専門の歯科医師にセカンドオピニオン（第三者の医師に病状や治療について客観的な意見をもらうこと）として相談する方法もあります。

Q 矯正中、妊娠・出産しても大丈夫なのでしょうか？

A 大丈夫です。全く心配はありません

治療中の妊娠・出産は、全く問題ありません。大人の歯科矯正治療をする患者が多くなったため、治療中に妊娠・出産する人が増えてきています。

まず、妊娠したことがわかりしだい、担当の歯科医師に知らせることが大切です。矯正治療では、治療途中でレントゲンを撮って、経過を確認することがあります。事前に妊娠がわかっていれば、時期をずらすことができます。ただし、出産前後は通院できなくなりますので、その分、期間が長くなる可能性があります。それ以外は、特に心配な問題はありませんので、安心して矯正治療を続けて大丈夫です。

Ｑ 矯正中、授業やクラブ活動（運動、管楽器演奏）に支障はないのでしょうか？

Ａ スポーツや楽器演奏をしてもまず影響はありません

治療や装置が、授業やクラブ活動などに支障をきたすことはまずありません。個人差があり、装置をつけた直後に話しづらいという人もいますが、すぐに慣れます。

サッカーや野球、バスケットボールなどの激しく体を動かす運動も、支障ありません。運動の衝撃で、唇の内側が傷つきやすいかもしれませんので、マウスガード（ボクサーが使っているようなもの）をつけるとよいでしょう。管楽器の演奏についても、プロの奏者や相当の上級者でなければ影響は少なく、演奏する（吹く）ことが可能です。

あえて、なんらかの影響をあげるとすれば、演奏時に唇の内側が矯正装置に押しつけられ痛みが生じる可能性があること。また、楽器によって、歯の移動方向と逆の方向に力がかかる場合は、治療が若干、長引く可能性があることでしょうか。心配な場合は、楽器によって歯や唇をどう使うかが異なりますので、主治医に相談してみてください。

取材&症例提供にご協力いただいた
矯正専門の歯科医師の方々

有松　稔晃　医師（ありまつ矯正歯科医院）

清水　美輝雄　医師（しみず矯正歯科クリニック）

関　康弘　医師（せき矯正歯科医院）

浜崎　広二朗　医師（はまさき矯正歯科医院）

原　省司　医師（原矯正歯科）

廣島　邦泰　医師（アイウエオ矯正歯科医院）
深町　博臣　医師（ふかまち歯科矯正）
星　隆夫　医師（星歯科矯正）
三瀬　駿二　医師（みせ矯正歯科）
宮下　勝志　医師（宮下矯正歯科）
与五沢　文夫　医師（よごさわ歯科矯正）

日本矯正歯科協会（JIO）とは？

（JIO：The Japan Institute of Orthodontists）について

JIO《ジオ》は二〇〇二年に歯科矯正専門開業医が中心となって設立された団体です。現会員数一二二七名。設立の主な目的は、患者さんの視点に立った、公正で透明性の高い歯科矯正領域の「専門医制度」をできるだけ早期に確立することです。

設立の背景には、①既存の学会認定医制度が、技術認定のないままに書類審査だけで一三年間運営され、玉石混交の学会認定医が出され続けていたこと。

②年単位の専門研修が必要な臨床分野であるにもかかわらず、短期間で矯正臨床を教えるコースが横行し、安易に矯正治療を手がける歯科医師が増えてきたこと。

③設備の整っていない歯科医院で、矯正治療のアルバイト（非常勤）を行う矯正医が増えてきたこと。などがあります。

矯正臨床の「質」よりも「普及」に重点をおいた学会の政策では、患者さんが安心して受診できる環境が整うことは難しいとの思いから、二〇〇四年六月に、日本歯科矯正専門医認定機構（ＪＢＯ：The Japanese Board of Orthodontics）が設立されました。

また、毎年、春にＪＩＯ学術大会を開催し、市民啓発の一環として市民公開講座の開催などを行っています。

ＪＩＯの考える「専門医制度」とＪＢＯ認定審査の特徴

ＪＩＯの考える「専門医」とは〝もっぱらその医療に従事する医師〟のことで、幅広い臨床能力を有する一般歯科医師（総合医）との連携の中で機能する歯科医師です。そして、「専門医制度」とは、特殊な症例を専門医に集中させることで、臨床経験に裏づけられた安全な技術を患者側に還元するための制度です。具現化するためには次の二点が鍵と考えられています。

1．厳しく公正な技能評価に基づいた専門医の認定を行うこと。
2．患者さんが認定された専門医を受診しやすい環境にすること。

1．に関しては、専門医の認定に特化した別団体「日本歯科矯正専門医認定機構（JBO：The Japanese Board of Orthodontics)」を設立し、以下の四点を重視した独自の認定システムが構築されています。

1　最初の審査委員の選任：一〇〇〇例以上の臨床経験をもつ専門開業医であること。もしくは三〇年以上の専門医教育歴をもつ教育者を選定基準として、JIO会員総会にて選任。

2　臨床経験の重視：一〇〇症例の自己治療例リストを提出し、審査委員会により選ばれた五症例の術前、術後の資料を提出し、評価を受ける。さらに、新規開業医のために、未治療指定一〇症例評価を開始（詳細はホームページをご参照ください）。

3　第三者委員を招聘《しょうへい》：患者側の視点を取り入れ、社会に対して透明性をもたせる意味で、医療消費者の代表を招聘。また、矯正専門医だけの審査では、評価がかたよる可能性があるため、公平性に配慮して一般歯科医（歯科医師会の役員、あるいは大学の教授）を招聘。

4　裁定委員会と異議審査委員会の設置：裁定委員会はJIOの認定歯科矯正医に社会

からクレームが寄せられたときに、調査、報告、裁定をくだす役割をもつ。異議審査委員会は、認定審査を受けた会員のクレームを受けつける委員会。

なお、現在、厚生労働省の指導のもとに、歯科矯正領域の専門医制度にかかわる、他の二団体と鋭意協議を続けている段階です。前述した「2．患者さんが認定された専門医を受診しやすい環境にすること」を念頭に置きながら、一日も早い専門医制度の確立のため活動しています。（会員数は二〇〇九年四月現在）

連絡先：日本矯正歯科協会（JIO：http://www.jio.or.jp/）
東京都港区新橋六‐七‐九
新橋アイランドビル三階　公益総研内
ＴＥＬ：〇三‐五四〇五‐一八一六
ＦＡＸ：〇三‐五四〇五‐一八一四
mail：jio@iva.jp

日本歯科矯正専門医認定機構(JBO)で認定された歯科医師リスト

北海道・東北

本間《ほんま》 研《けん》	ホンマ矯正歯科 北海道札幌市中央区南1条西20丁目1-1	☎011-641-4182
桜田明宏《さくらだあきひろ》	さっぽろ矯正歯科クリニック 北海道札幌市豊平区中の島1条西3丁目7-11	☎011-833-4188
藤田俊哉《ふじたとしや》	ふじた矯正歯科 秋田県秋田市手形山崎町4-22	☎018-837-8711
樋口育伸《ひぐちやすのぶ》	ひぐち矯正歯科 福島県福島市置賜町7-6 アルプスビル4F	☎024-521-3600

関東

青砥聖二《あおとせいじ》	あおと歯科矯正 茨城県ひたちなか市勝田中央10-13	☎029-215-9401
若松進治《わかまつしんじ》	水戸歯科クリニック矯正歯科センター 茨城県水戸市大工町3-3-26	☎029-226-2534
秋山真人《あきやままひと》	ひたちの矯正歯科医院 茨城県牛久市ひたち野東2丁目13-33	☎029-875-8552
稲見佳大《いなみよしひろ》	いなみ矯正歯科医院 栃木県真岡市荒町2094-13	☎0285-81-0303
齋藤卓麻《さいとうたくま》	さいとう矯正歯科 群馬県前橋市南町4-16-3 サウススクエア1F	☎027-223-5141
鬼久保平《おにくぼたいら》	おにくぼ矯正歯科 埼玉県上尾市上町1-4-18 ODCビル1F	☎048-779-2525
川端喜美子《かわばたきみこ》	(医)豊仁会三井病院歯科矯正科 埼玉県川越市連雀町19-3	☎049-222-8236
山口《やまぐち》 賢《さとし》	さとし矯正歯科クリニック 埼玉県志木市本町5-24-6 木下ビル3F	☎048-486-8877
藤村倫子《ふじむらともこ》	藤村矯正歯科医院 埼玉県所沢市緑町2-6-15 第2KIビル3F	☎04-2928-7022
中村順一《なかむらじゅんいち》	なかむら矯正歯科医院 埼玉県本庄市見輻2丁目8-1	☎0495-25-5888
兼元廣明《かねもとひろあき》	かねもと矯正歯科 千葉県船橋市本町6-4-20 平和ビル3F	☎047-425-1232
福田《ふくだ》 滋《しげる》	福田矯正歯科 東京都千代田区二番町9-10 タワー麹町2F	☎03-3234-4633
晝間康明《ひるまやすあき》	OPひるま歯科 矯正歯科 東京都立川市曙町1-36-1 曙第3ビル2F	☎042-526-3376
天野憲人《あまののりひと》	天野矯正歯科 東京都西東京市富士町4-13-25 シーリン東伏見2F	☎042-460-8421
林《はやし》 弘明《ひろあき》	はやし矯正歯科クリニック 東京都東大和市南街4-19-3 カーサグランデ1F	☎042-590-3655

＊このリストデータは2024年3月現在のものです。

河野　力《こうのつとむ》	医療法人社団　河正会　こうの歯科診療所 神奈川県小田原市鴨宮 601-5	☎ 0465-48-5455
山本一宏《やまもとかづひろ》	カマクラデントフェイシャルオーソピディクス山本歯科・矯正 神奈川県鎌倉市小町 1-5-21 森ビル 3 F	☎ 0467-22-6702
今　政宏《こんまさひろ》	(医) 育歯会　溝口矯正歯科 神奈川県川崎市高津区下作延 309 MSB 2 F	☎ 044-888-4099
星　隆夫《ほしたかお》	星歯科矯正 神奈川県相模原市矢部 4-12-11	☎ 042-755-0822
朝倉照雄《あさくらてるお》	朝倉歯科医院 神奈川県茅ケ崎市中海岸 1-1-5	☎ 0467-87-0085
山下博史《やましたひろし》	ドルフィン矯正・小児歯科 神奈川県藤沢市鵠沼橘 1-1-2 タチバナビル 2 F	☎ 0466-28-4488
宮下勝志《みやしたかつし》	宮下矯正歯科 山梨県富士吉田市ときわ台 1-1-24	☎ 055-522-8148

信越

大野秀徳《おおのひでのり》	おおの矯正歯科 長野県上田市上田原 688-1	☎ 0268-28-5611
金山　潔《かなやまきよし》	矯正歯科かなやまクリニック 長野県中野市西条 1334	☎ 0269-22-7755
笹川美也子《ささがわみやこ》	笹川矯正歯科 新潟県新潟市秋葉区川口 638 番地 3	☎ 0250-21-7777
長沼一雄《ながぬまかずお》	矯正歯科さくらぎクリニック 新潟県新潟市中央区神道寺 1-5-27	☎ 025-243-0700
深町博臣《ふかまちひろおみ》	ふかまち歯科矯正 新潟県新潟市中央区弁天 1-4-22 グリンビル 3 F	☎ 025-243-3330
池　元太郎《いけげんたろう》	池矯正歯科医院 新潟県新潟市西区寺尾東 3 丁目 2-19	☎ 025-264-1511
原　省司《はらしょうじ》	原矯正歯科 新潟県上越市大手町 5-45	☎ 025-526-5800
新澤牧子《しんざわまきこ》	しんざわ矯正歯科クリニック 新潟県長岡市古正寺 3-289	☎ 0258-86-8640

北陸

澤端喜明《さわはたよしあき》	さわはた矯正歯科医院 富山県富山市丸の内 3-4-2	☎ 076-494-1688
山田秀樹《やまだひでき》	歯科矯正ちどり歯科医院 富山県富山市公文名 16	☎ 076-422-3748
関　康弘《せきやすひろ》	せき矯正歯科医院 富山県魚津市上村木 1-14-31	☎ 0765-24-2181
石井一裕《いしいかずひろ》 吉澤真由美《よしざわまゆみ》	矯正歯科石井クリニック 石川県小松市日の出町 1 丁目 176 NABEビル 2 F	☎ 0761-23-0141

東海

中村良司《なかむらりょうじ》	中村矯正歯科研究所 岐阜県土岐市泉町久尻 39-3	☎ 0572-55-1125
金井鐘秀《かないかねひで》	かない矯正歯科医院 愛知県岡崎市上明大寺町 2-15	☎ 0564-25-0505
廣島邦泰《ひろしまくにやす》	アイウエオ矯正歯科医院 三重県伊賀市服部町 3 丁目 98 番地	☎ 0595-22-9992

近畿

片上勝秋《かたかみかつあき》	ウイング栗東矯正歯科クリニック 滋賀県栗東市綣 3-2-15 リーデンススクエア栗東 1 階	☎ 077-554-5565
清水美輝雄《しみずみきお》	しみず矯正歯科クリニック 奈良県奈良市右京 1-4-2 サンタウンひまわり館 3 F	☎ 0742-70-3111
宮本敬次郎《みやもとけいじろう》	みやもと矯正歯科医院 奈良県北葛城郡王寺町王寺 2-8-25 田中愛ビル 4 F	☎ 0745-73-4041

中国・四国

桑木　徹《くわきとおる》	くわき矯正歯科クリニック 岡山県倉敷市堀南 810-1	☎ 0877-58-4848
三瀬雄次郎《みせゆうじろう》	三瀬歯科医院 愛媛県松山市三番町 6-4-1	☎ 089-921-0277
三瀬駿二《みせしゅんじ》 三瀬　泰《みせやすし》	みせ矯正歯科 愛媛県松山市森松町 1131-3	☎ 089-956-5533
和島武毅《わじまたけひこ》	医療法人歯顎会　歯ならび矯正歯科医院 愛媛県新居浜市寿町 1-43	☎ 0897-41-8143
廣末善久《ひろすえよしひさ》	広末歯科矯正 高知県高知市杉井流 12-7	☎ 088-885-0885

九州・沖縄

妹尾葉子《せのおようこ》	せのお矯正歯科 福岡県福岡市中央区六本松 4-9-35	☎ 092-707-2841
野田修司《のだしゅうじ》	野田矯正歯科医院 福岡県福岡市博多区博多駅前 2-17-25	☎ 092-412-4862
夕田　勉《ゆうだつとむ》	（医）ゆうだ矯正歯科医院 福岡県福岡市東区千早 4-22-11 千早ガーデン 1 F	☎ 092-682-1901
大石《おおいし》めぐみ	矯正歯科めぐみ歯ならびクリニック 福岡県福岡市南区井尻 3-10-20 井尻ビル 2F	☎ 092-581-9131
浜崎広二朗《はまさきこうじろう》	はまさき矯正歯科医院 福岡県飯塚市吉原町 6-1 あいタウン 4 F	☎ 0948-22-8200
坂東智子《ばんどうさとこ》	ばんどう歯科・矯正歯科クリニック 福岡県北九州市小倉北区井堀 3-10-25-2 F	☎ 093-582-5700
藤田邦彦《ふじたくにひこ》 藤田和徳《ふじたかずのり》	ふじた矯正歯科医院 福岡県北九州市戸畑区沢見 1-1-11	☎ 093-871-3930
有松稔晃《ありまつとしあき》	ありまつ矯正歯科医院 福岡県北九州市八幡西区黒崎 3 丁目 1-7 アースコート黒崎駅前 BLDG	☎ 093-621-8811
のき田邦裕《のきたくにひろ》	のきた矯正歯科医院 福岡県久留米市東和町 1-17 フィールドビル 2 F	☎ 0942-32-3121
松田充博《まつだみつひろ》	まつだ矯正歯科 熊本県熊本市西区田崎町 380 イオンタウン田崎 2 F	☎ 096-323-3030
北園俊司《きたぞのしゅんじ》	医療法人　きたぞの歯科矯正 鹿児島県鹿児島市南林寺町 25-1	☎ 099-226-0071
宮城美恵《みやぎみえ》	ミックデンタルクリニック 沖縄県浦添市宮城 1-36-11 ファミリーマート 2 F	☎ 098-879-7319

おわりに

私はこれまで一〇〇〇名以上の医師を取材しました。そして常に「名医とは？」「よい医療とは？」を考え続けています。現時点で私が思うのは、〝名医とは人柄である〟ということ。人柄という言葉の中には、ただ単に〝いい人〟という意味だけでなく、人の〝品格〟というニュアンスも含まれています。医師である前に、人間としての感性、誠実さ、倫理観がどれだけあるかということだと思います。若輩者の私がこんなことをいうのはかなり生意気だと思いますが、人としての品格をもった医師は、私の知る限り、医療技術においても優れています。少なくとも納得のいく医療を行ってくれます。

歯科矯正は、病気とはいえない生まれもった形態から、新たな美をつくり出す「創造の医療」です。そのため、治療方針や目標はひとつではありません。どこをゴールとするか、どういった道のりをすすむかは、歯科医師の〝品格〟が強く影響する医療です。ところが現状では、安全に歯科矯正治療を行うための専門研修を積んでいなくても、

おわりに

歯科医師なら誰でも矯正歯科治療を行うことが可能です。「矯正歯科」という看板（標榜）も、開業している歯科医師個人の判断でかかげられるため、看板やネット広告から治療技能をはかることができません。こうした状況が、さらに矯正専門の歯科医師の見極めを難しくしています。厚生労働省が認める専門医制度さえ確立されていません。

この本では、矯正専門の歯科医師を見極めるポイントをできるだけわかりやすく書いたつもりです。「後悔しない歯科矯正」を受ける参考にしていただければ幸いです。"品格ある"医師と出会えれば、歯科矯正は間違いなく心と体をハッピーにしてくれます。

最後になりますが、取材をとおし歯科矯正の現状を忌憚なく語ってくださり、長年の臨床経験で確立した治療体系に基づく症例を提供し、正確な医療情報を伝えるために、監修の労を引き受けてくださった日本矯正歯科協会（JIO）の矯正専門の歯科医師の皆様、特に、現会長の深町博臣医師に心から感謝いたします。また、本書出版の機会を与えていただきました小学館の小澤洋美さんにこの場をお借りしてお礼を申し上げます。

二〇〇九年五月

増田美加

増田美加
ますだ・みか
女性医療ジャーナリスト。女性の健康&医療記事を女性誌や単行本を中心に執筆。乳がん体験者コーディネーター。著書に『乳がんの早期発見と治療　これで安心』（小学館）ほか。

日本矯正歯科協会
にほんきょうせいしかきょうかい The Japan Institute of Orthodontists：略称JIO（ジオ）
学歴偏重の日本において、臨床と学問の真の連携を目指す。信頼される矯正治療の普及のため、歯科臨床の主役を担っている開業医が自律の精神に基づき、臨床環境整備に務めている。

小学館101新書
034

後悔しない歯科矯正

二〇〇九年六月六日　初版第一刷発行
二〇二四年四月七日　第十九刷発行

著　者　増田美加
監　修　日本矯正歯科協会
発行者　石川和男
発行所　株式会社小学館
〒一〇一-八〇〇一　東京都千代田区一ツ橋二-三-一
電話　編集：〇三-三二三〇-五一二七
販売：〇三-五二八一-三五五五

装幀　おおうちおさむ
印刷・製本　中央精版印刷株式会社

Printed in Japan　ISBN 978-4-09-825034-9